LA GOUTTE

EXPLIQUÉE AUX GOUTTEUX

SON NOUVEAU TRAITEMENT HYGIÉNIQUE, CURATIF ET PRÉSERVATIF

Ce traitement est également très-efficace dans le rhumatisme aigu et chronique

Par le docteur PROS

CHEVALIER DE LA LÉGION D'HONNEUR, ANCIEN CHIRURGIEN DE LA MARINE, MÉDECIN DU LYCÉE IMPÉRIAL DE LA ROCHELLE, PROFESSEUR AU COURS D'ACCOUCHEMENT DU DÉPARTEMENT DE LA CHARENTE-INFÉRIEURE, MEMBRE DU CONSEIL D'HYGIÈNE DU MÊME DÉPARTEMENT, MÉDECIN DE LA C$_{ie}$ D'OR-LÉANS, MÉDECIN DES DAMES DE SAINT-VINCENT-DE-PAUL ET DE L'ASILE DES VIEILLARDS DE LA ROCHELLE.

La science de la médecine est dans la connaissance de la nature des maladies.

TOURS,

IMPRIMERIE LADEVÈZE.

1859

LA GOUTTE

EXPLIQUÉE AUX GOUTTEUX.

PRÉFACE.

Il y a quelques années , un des professeurs de la
faculté de Montpellier arrivait aux eaux de Vichy ,
perclus de tous ses membres. Il fallait les plus grandes
précautions , pour ne pas lui arracher des cris de
douleur , en le transportant à la source bienfaisante
qui , quelques jours après, le rappelait à un meilleur
état de santé. Ses amis le félicitant alors sur le soulagement qu'il avait obtenu , lui demandaient de leur
dire ce que c'était que la goutte. Ne voulant sans doute
pas se donner la peine de répondre à leurs questions ,
il dit dédaigneusement , en ayant néanmoins l'air de
réfléchir : La goutte... la goutte... ainsi nommée parce
qu'on n'y voit goutte.

Certes, en compulsant les auteurs qui se sont occupés sérieusemeut de cette affection, on ne voit pas que beaucoup aient essayé de la définir. Faut-il donc désespérer de pouvoir le faire ? N'est-il-pas permis, en s'appuyant sur ses causes, sur ses effets, de reconnaître une nature d'être à cette maladie ? On verra tout à l'heure que nous la définissons, ne serait-ce que pour poser, par anticipation, le programme de notre traitement. Car nous ne ferons pas de la goutte un état maladif, auquel on n'aurait toujours qu'un spécifique, souvent dangereux, à administrer. On pense bien que je veux parler des diverses préparations de colchique, dont l'abus est tout au moins irrationnel.

Musgrave, en commençant son ouvrage sur la goutte disait : *morbum aggredior difficilem, varium, multiformem, opus sane arduum.* C'est qu'en effet, on a hérissé de difficultés l'étude de cette maladie. Dans la plupart des auteurs qui en traitent, que de confusion sur ses causes, sur sa nature intime ; que de traitements différents et à effets opposés ! Jamais l'empirisme ne s'est donné plus de droits que sur cette affection. Et cependant, les malades auxquels il s'est adressé se confient encore à lui. Sans doute, il soulage parfois, grâce à ses moyens perturbateurs, mais que de victimes ne fait il pas aussi ! Combien de pauvres patients voient leurs maux se prolonger, s'enraciner dans leur malheureuse organisation ! Outre les douleurs atroces qui font maudire l'existence, on ne demande que des calmants et on ne songe pas à cet axiome : *Sublata causa , tollitur effectus.* On ne songe pas à ce qu'il y a à faire d'une manière suivie et rationnelle , pour corriger une constitution toute particulière qui donne droit de domicile, chez les goutteux, à la plus cruelle et à la plus douloureuse des maladies. On ne songe pas, que le goutteux est un être prédestiné à souffrir toute sa vie, s'il ne connaît pas les lois de l'hygiène qui lui est indispensable.

Sans doute , la goutte peut être considérée comme incurable , mais la violence de ses attaques peut être conjurée , atténuée au point de faire douter de son existence , à la condition, cependant , que celui qui est atteint, n'oubliera pas qu'il a en lui un ennemi qu'il doit combattre sans cesse et avec prudence , sinon , cet ennemi implacable l'accablera sans lui donner, pour ainsi dire, un instant de repos, jusqu'à ce qu'il l'ait jeté sur son lit de mort, après l'avoir tenu dans les plus atroces convulsions et lui avoir causé des déformations hideuses.

On a tant écrit sur la goutte , qu'il semble qu'il y ait témérité à le faire encore. Et cependant, demandez à un goutteux quelle est sa maladie, il vous répondra : la goutte ! Il n'en sait pas plus. Demandez lui ce qu'il fait pour s'en débarrasser, il vous dira qu'il se purge... et puis, qu'il se purgera; et pour peu que vous vouliez jouer, avec lui, certaine comédie de Molière, il vous montrera qu'il accomplit assez bien une partie de son rôle. Comment voulez-vous, du reste, qu'un pauvre malade, qui n'a aucune notion de son affection, puisse douter qu'elle soit une humeur; qu'il ne lui faille pas prendre purgatifs sur purgatifs pour chasser ses biles cuites qui enraidissent ses membres. Ce n'est pourtant pas que ces moyens soient mode nouvelle. Non, les Purgons sont de tous les temps. Il est si aisé de purger, ne serait-ce que pour ne pas retrouver ses malades récalcitrants. Mais il faut bien le dire, la plupart du temps, le médecin ne peut faire autre chose. Suivre un traitement un peu long, quelque rationnel qu'il soit! Mais cela ne se fait plus, aujourd'hui que tout marche à la vapeur. Ah! si le docteur Malouin était encore du monde, il ne trouverait plus personne digne d'être malade (1)! Et maître Purgon lui-même ne serait pas peu ébahi de voir ses clients prendre médecine au moment d'aller en wagon. Eh! bien ceux qui agissent ainsi, nous diront qu'ils ne croient pas à la science de la médecine. Mais ils se purgent, pur-

(1) Le docteur Malouin remerciait un jour un de ses clients d'avoir suivi strictement ses prescriptions, en lui disant : « Vous êtes digne d'être malade. »

gent tout ce qui les entoure , d'une manière incessante, toujours parce qu'ils ne croient pas à la médecine. J'ai connu un officier de marine qui était dans ce cas. Le remède Leroy était sa panacée, il le prenait à tout propos. Il l'aurait pris avant le combat, oubliant un proverbe connu. Du reste , il avait perdu ses forces à cette bataille ; car il était tombé dans un affaissement physique et moral difficile à décrire. Ce malheureux , en effet , n'avait pu prendre , peut-être vingt fois par mois , pendant plusieurs années la valeur d'un verre de vin à Bordeaux d'alcool tenant en suspension les principes purgatifs du remède Leroy , sans tomber dans une sorte d'abrutissement. Et si l'irritation de ses entrailles lui en défendait l'usage , il se vengeait de sa malheureuse destinée, en forçant son domestique à se purger à sa place, sous prétexte que celui-ci avait le teint jaune.

Pour moi , je n'en doute pas, le remède Leroy en particulier, par son alcool et ses résines irritantes , développe chez ceux qui le prennent jusqu'à l'abus une névrose qui a une puissance irrésistible sur leur imagination. Il faut qu'ils en continuent l'usage, et cela avec un fanatisme tel qu'ils en vantent les effets à tout venant.

Combien de goutteux, en désespoir de cause, tombent chaque jour dans une pareille erreur ! En est-il cependant qui se voient guéris ? Non, et ils ont usé de purgatifs sous toutes les formes ! Que tous ceux qui s'adresseront à moi le sachent bien, je les leur interdis sévèrement. Je leur dirai, surtout : Défiez vous du colchique, comme spécifique de votre maladie. Tous les éloges qu'on vous en a faits ne peuvent se rapporter qu'au calme momentané qu'il donne aux malades. Mais jamais il n'a guéri un seul goutteux ; jamais il n'empêchera la maladie qui va nous occuper de passer à l'état chronique, avec son cortége de douleurs, de concrétions tophacées, de soudure des articulations. Et souvent, ceux qui n'ont eu confiance qu'en lui ont succombé à des gouttes larvées, remontées, à des apoplexies foudroyantes.

En présence de l'empirisme qui obsède les goutteux, sous des apparences trompeuses et si souvent dangereuses, je crois qu'ils me sauront gré d'avoir consacré quelques-unes de mes veilles à les initier à la connaissance de leur maladie ; à leur en dire le pourquoi et le comment ; à leur mettre sous les yeux les moyens qu'il doivent employer pour se traiter eux même, avec une certaine efficacité, mais aussi avec une persévérance non moins absolue, que le mal paraît opiniâtre. Ne vaut-il pas mieux, qu'ils combattent pied à pied et toujours un mal qui les traînerait de douleur en douleur, de déformation en déformation, plutòt que de se bercer de la vaine espérance qu'un palliatif passager ou que des remèdes violents puissent les conduire à une guérison qui, assurément, n'est pas dans la nature de leur maladie.

Après avoir défini la goutte, je donne sa marche, ses différentes formes, son état aigu, son état chronique. Je parle de ses caractères anatomiques ; j'aborde ses causes. Pour arriver à établir sa nature, je trace d'une manière qui peut être comprise par tout le monde quelques grandes fonctions de l'économie, au point de vue de la qualité de leurs sécrétions. Alors , nous avons toute facilité pour poser en principe que la goutte dépend d'un défaut d'équilibre entre les sécrétions acides et les sécrétions alcalines. Nous voyons l'essence de cette maladie. Un mot sur son diagnostic et son pronostic , et nous arrivons au traitement, n'oubliant pas, auparavant, de tracer une hygiène pour les goutteux.

Ce traitement qui a pour but d'attaquer la goutte par différents moyens , avec ensemble et simultanément, pour ne fatiguer aucun organe , en particulier, s'adresse à l'intérieur comme à l'extérieur. Il doit non seulement calmer , le plus promptement possible, les paroxysmes de la goutte, mais encore en corriger les résultats anatomiques, et s'opposer enfin au retour trop fréquent de ses accès.

Définition. — En 1270, la goutte a été décrite, pour
la première fois, par Radulfe. Alors, les théories de
l'humorisme étaient en honneur ; et c'est pour cela, probablement, que l'on a été porté à la regarder comme
étant le résultat d'un liquide qui tombait, goutte à
goutte, dans nos tissus. Ce qu'il y a de certain, c'est que
nous avons besoin d'une définition pour la désigner ; et
dans ce but, nous sortirons de la simplicité avec laquelle
on expose les autres maladies mieux connues qu'elle.
Nous dirons donc :

La goutte est une affection à peu près incurable ; très
douloureuse, le plus souvent ; parfois, fébrile ; à accès
intermittents, d'une durée indéterminée. Elle s'attaque,
plus particulièrement, aux articulations, dont elle envahit
les tissus fibreux ; elle les frappe d'inflammation ; et
cependant elle a le privilége de ne pas se terminer par

suppuration. Elle laisse sur les capsules articulaires et plus tard sur les surfaces des parties qu'elle a frappées, après un certain nombre d'accès, des concrétions tophacées, de nature variable. Elle se montre presque toujours chez des individus ayant une constitution et un tempérament à peu près identiques. En sorte que, pour nous, le goutteux forme un type dans l'espèce humaine.

La goutte reçoit différents noms, selon les différentes parties du corps qu'elle attaque. Ainsi, change-t-elle de dénomination, au pied, au genou, à la main, au poignet, au coude, etc. Mais elle n'en garde pas moins son même caractère et ses mêmes effets.

MARCHE DE LA GOUTTE. — Disons d'abord que Cullers, à l'exemple de Boerhaave, qui a désigné la goutte sous le nom de *podagra*, comme type de l'affection, lui reconnaît, de même que Sauvage, plusieurs variétés : goutte régulière, goutte atonique, goutte rentrée, goutte mal placée.

M. Durand Fardel, dans son excellent traité de thérapeutique des eaux minérales, nous dit que la goutte peut être aiguë ou chronique; que ses manifestations sont régulières ou irrégulières. Il repousse la goutte larvée comme n'étant que l'irrégulière. Pour moi, je me permets de penser que certaines gouttes, considérées comme irrégulières, peuvent n'être que des névroses viscérales — mot vague, peut-être, mais qui a bien un sens pratique — névroses qui peuvent se développer, secondairement aux souffrances qu'ont endurées les victimes de la goutte.

Fort souvent, on regarde comme goutte irrégulière certaines douleurs vagues qui ne sont que le résultat de l'affaissement et de la faiblesse. Tandis que, parfois, cette même douleur envahit tout à coup des organes, dont les fonctions ne peuvent être longtemps troublées, sans produire des effets mortels. Voilà donc ce qui jette dans l'incertitude sur l'existence de la goutte dite irrégulière. Néanmoins, gardons dans sa nomenclature celles dites anomales, déplacées, remontées; gouttes trop souvent causées par une médication inconsidérée.

GOUTTE AIGUE. — Le premier accès de goutte aiguë débute souvent, chez celui qui en est atteint, comme un coup de foudre. Il ne peut tout d'abord croire à un pareil événement. Mais peu à peu il faut qu'il se rende à l'évidence. Plus tard, les accès lui seront annoncés par des symptômes précurseurs. Il pourra alors éprouver de la douleur dans les reins, de l'ardeur dans les urines, lesquelles seront rares ou abondantes, claires ou foncées et laisseront déposer un sédiment, qui souvent n'aura lieu qu'à la fin d'un accès. Quelquefois, ce sera du côté du tube digestif que les symptômes se manifesteront. L'appétit sera augmenté ou diminué, les digestions seront laborieuses, des éructations acides tourmenteront le malade. Il sera, de plus, accablé par de la somnolence, éprouvera de la chaleur à la paume des mains et la peau sera sèche. Son ventre sera météorisé et il rendra des gaz de mauvaise odeur. Le sommeil du malade sera agité comme sous l'influence d'un temps orageux. L'articulation qui devra être le siége d'un accès éprouvera de la souffrance bien avant que celui-ci éclate; et ce sera par le gros orteil qu'il débutera plus particulièrement. Aussi, quand le malade n'aura pas de motif suffisant pour se croire goutteux, il sera porté à accuser sa chaussure ou une fatigue inusitée de lui causer les souffrances qu'il éprouve. Quoi qu'il en soit, quand la tension goutteuse s'est bien établie, c'est ordinairement, entre minuit et trois heures du matin, que la violence des douleurs se fait sentir; quelquefois le patient est brusquement éveillé, comme s'il avait reçu un violent coup de marteau sur la partie douloureuse. La sensation est variée : tantôt, c'est une constriction énergique ; tantôt, c'est une sorte de déchirement ou un froid glacial. Alors le malade gémit, cherche une position meilleure dans son lit et finit par se rendormir. A son réveil, si la douleur ne recommence pas, c'est que la partie souffrante s'est recouverte d'une légère moiteur. En même temps, cette articulation est rouge, tendue, luisante ; la peau en est fine. Un gonflement élastique s'y fait remarquer et les veines qui y arrivent sont fortement engorgées. La journée suivante, le malade, moins souffrant, reste inquiet sur son état. Il s'inspire de ses douleurs de la veille, pour en craindre le retour. C'est qu'en effet, la nuit suivante vient pour lui avec un cortége de nouvelles angoisses, plus violentes que celles de la veille. Enfin, peu à peu, le calme s'établit, le gonflement qui a précédé celui-ci s'efface, et une desquammation de l'épiderme se fait. Ce dernier tombe en farine et laisse voir la surface du derme plus luisante et plus sensible que d'habitude, au toucher, en même temps que des sueurs acides et des urines de même qualité sont venues terminer la crise. La convalescence de cet état ne peut être de moins de quinze jours, le plus souvent.

Malheureusement les accès suivants seront d'une durée plus longue que les premiers. Rien n'est plus variable que le laps de temps qui peut s'écouler entre le premier et le second accès. Si la violence du premier a duré trente-six ou quarante heures, celle du deuxième sera bien plus prolongée. Et encore la partie lésée conservera-t-elle longtemps une sensibilité prête à rappeler le mal. En même temps, l'articulation du pied, avec la jambe, du même côté, si elle n'a pas été prise à son tour, n'en sera pas moins gênée dans ses mouvements et les

muscles du membre malade se contracteront douloureu-
sement. Souvent, l'affection retentit sur les organes
internes; des symptômes gastriques ont lieu dans bien
des cas. Du côté de la circulation, la fièvre s'allume avec
plus ou moins de violence. Des palpitations avec anxiété
précordiale peuvent se manifester. Le malade éprouve
une constriction pénible à la base de la poitrine; aussi
sa respiration est-elle entrecoupée, saccadée. Tandis que
dans la partie souffrante une fièvre locale a lieu, se tra-
duisant dans tout le membre correspondant par des
battements artériels, en même temps la douleur s'irradie
à une certaine distance dans les parties environnantes.

Un phénomène, qui a été signalé par Van-Swieten, et
qui s'observe souvent, c'est un éréthisme prononcé dans
le système de la génération; des désirs vénériens ont
lieu, avant l'accès de goutte, pendant même, mais ils
sont comprimés par la douleur.

J'ai dit que, le plus souvent, le premier accès de goutte
se montre dans l'un des gros orteils : c'est que leur articulation avec le premier métatarsien du pied est très-
superficielle; que le bord interne du pied, avec l'opposé,
supporte en quelque sorte tout le poids du corps pendant
la marche ou la station ; de plus, que les parties sont plus
ou moins fatiguées par la chaussure et soumises a l'humidité dans certaines conditions de l'atmosphère. Aux
mains, la goutte peut se montrer, avec une grande
facilité, en portant sur les articulations les plus saillantes
et les plus superficielles.

Avant la crise finale d'un accès de goutte, plusieurs
articulations peuvent être prises successivement; mais,
en général, les douleurs y sont moins intenses qu'au
début.

Une première attaque passée, un laps de temps considérable peut s'écouler avant la réapparition d'un second;

quinze ou dix-huit mois, par exemple. Heureux le malade qui pourrait se convaincre des précautions qu'il devrait prendre désormais pour conjurer le retour de sa maladie ! Car ce retour se fera toujours avec une augmentation dans les symptômes primitifs ; et si c'est encore le gros orteil qui est pris chez lui, il en verra la capsule articulaire, fortement distendue, former un bourrelet saillant et rénitent. Tout le bord interne du pied se prendra d'une souffrance plus vive ; bientôt l'articulation tibio-tarsienne prendra part à la goutte, qui remontera dans la direction du tendon d'Achille. Et si, après quinze jours au moins de souffrance, la crise finale arrive, le malade sera heureux si les mêmes accidents ne se sont pas reproduits à l'autre pied.

Malheureusement, la goutte aigüe ne s'arrête pas facilement dans ses pérégrinations : ce n'est qu'après avoir attaqué plusieurs articulations successivement, que le patient peut se voir débarrassé, après des mois entiers, d'une affection qui, à la moindre circonstance, passera à l'état chronique.

Le plus souvent, cette dernière succède a celle que nous venons de décrire ; mais elle peut se développer tout d'abord ; c'est elle qui prédomine chez les personnes affaiblies par l'âge ou les maladies. Elle s'attaque aussi aux femmes qui y sont prédisposées. Les malades qui en sont atteints ont moins souvent la gravelle que les autres. Cette forme, moins douloureuse que l'aigüe, se rattache peu à l'hérédité ; quelquefois elle se manifeste sans douleur, pour ainsi dire, presque à l'insu de celui qu'elle atteint.

Il ne faudrait pas croire pour cela que la forme aigüe ne vienne s'enter sur elle quelquefois ; de plus, nous verrons bientôt que les lésions anatomiques que la goutte chronique établit dans les articulatons qu'elle affecte sont souvent un appel incessant à de nouvelles complications douloureuses; comme si ces articulations n'avaient plus d'autres fonctions désormais. Véritables appareils à sécrétions tophacées, elle se déforment d'une manière frappante. C'est ce qui faisait que Sydenham comparait les mains de certains goutteux à une botte de panais.

En examinant une surface articulaire déformée par la goutte chronique, on voit que la peau en est froide et amincie par sa distension, qu'elle s'accommode à cette série de tophus arrondis qui semblent s'être formés, pendant le bouillonnement de leur substance. En même temps les veines qui y arrivent sont dilatées, mais sans activité; leur fonction n'étant, pour ainsi dire, que passive. Les capillaires de ces veines n'existent plus, comprimées et effacées qu'elles sont, dans la matière tophacée qui s'observe. La peau de tout le membre correspondant est froide, sans vitalité, elle se dessèche, et son épiderme se détache sous forme furfuracée. Souvent, cette peau prend une teinte lie de vin ardoisée. Il semble qu'elle ne puisse plus désormais favoriser un travail extérieur, celui-ci se concentrant de plus en plus profondément; aussi la transpiration qui humecte sa surface n'est plus qu'une sueur d'expression, froide, visqueuse, sans réaction chimique. Les muscles du membre malade s'atrophient, et les tendons de ces derniers s'encroûtent de matière calcaire, comme les gaines qui les reçoivent; alors le pauvre malade, porteur de tous ces désordres physiques se condamne volontiers au repos le plus absolu. Témoin résigné de ces désorganisations progressives, il voit parfois sa peau se rompre sous les efforts de la matière crétacée, et cette matière s'échappe de ses articulations en plus ou moins grande quantité, sous forme de masses blanches et poreuses. Ce phénomène peut avoir lieu sans douleur; car l'articulation qui donne naissance à de pareils produits n'a plus de vie en quelque sorte, plus de raison anatomique pour conserver une apparence d'intégrité. Les ligaments de cette dernière, comme les vaisseaux, nerfs et tendons qui la traversent, s'encroûtent de substance calcaire. Aussi, si c'est à une main que de pareils désordres ont lieu, le pauvre goutteux ose à peine s'en servir comme d'un instrument trop fragile, que le moindre choc peut briser.

Certes, il ne faut pas croire que ce tableau soit trop chargé dans certains cas de goutte chronique; et si, pendant leurs accès, quelques malades ont eu des intermittences de résignation et d'emportement, il arrive un moment, parfois, où, vaincus par la souffrance et pénétrés de leur impuissance pour tout mouvement desormais, ils tombent dans l'affaissement, honteux de la mort partielle qui les frappe; ils n'ont plus qu'un but, celui d'inspirer de l'intérêt; ils s'y étudient comme par instinct. Leur peau s'est desséchée, presque momifiée, et leur physionomie morne et décolorée n'exprime plus que l'épuisement de la douleur. Heureux encore, quand, tombés dans une pareille décrépitude, la nature ne les conduit pas à la mort à travers de nouvelles et dernières tortures.

N'allez pas croire, cependant, Messieurs les goutteux, que je veuille vous dire que vous marchez tous vers un état semblable. En général, vous êtes doués d'une énergie morale qui peut s'élever à la hauteur de vos souffrances. Votre physionomie s'éclaire, alors, de toute votre intelligence. Certes, au milieu de vos douleurs, les mauvais plaisants auraient tort de dire de vous : « *Manus habent et non palpabunt, pedes habent et non ambulabunt, sed clamabunt in gutture suo.* » Rappelons-nous que l'empereur Sévère, que la goutte faisait boîter, fit pendre de mauvais plaisants qui s'étaient moqués de lui, en disant : « Apprenez à mes peuples que c'est la tête qui commande, et non les pieds. » On sait aussi qu'Antoine Léva, aux prises avec les douleurs de la goutte, apprenant que Pavie était en danger, monta à cheval et courut au-devant de l'ennemi, qu'il défit.

Nous avons décrit, jusqu'à présent, la goutte aiguë et la goutte chronique régulières. Disons que ces deux espèces sont irrégulières quand leurs manifestations se font ailleurs que sur les articulations, ou bien, lorsque, restant dans ces mêmes articulations, elles jettent des troubles fonctionnels dans tout l'organisme. Alors, le cœur, le tube digestif, les poumons, le cerveau, etc., peuvent en éprouver des atteintes graves, quelquefois mortelles. Dans d'autres cas, des névralgies, des spasmes musculaires jetteront les malades dans des angoisses de plus en plus effrayantes. Ces deux espèces de goutte peuvent être provoquées par des excès de tout genre : par l'abus du colchique, par celui des purgatifs intempestifs, qui ont trop souvent le triste privilége de laisser les malades dans un état d'affaissement physique et moral plus ou moins profond. On voit, en effet, de pauvres patients qui, pour n'avoir pas eu la raison de conduire leurs souffrances avec méthode, si je puis m'exprimer ainsi, arrivent à un état voisin de l'idiotisme. Et cela, après s'être créé un tempérament névro-pathique.

C'est dire que la goutte irrégulière peut prendre la forme asthénique, laquelle n'est pas toujours la primitive. Elle ne peut se montrer, si elle n'existe sans provocations, que chez les malades affaiblis par l'âge, une constitution débile ou des troubles organiques plus ou moins prononcés. Dans cette espèce de goutte, le gonflement des articulations est comme passif : il se présente sous la forme d'une fluxion très-volumineuse, et les individus qui en sont atteints sont disposés aux hydropisies.

Nous avons laissé pressentir que la goutte, dans ses

irrégularités, peut bien s'appeler rétrocédée, remontée ou rentrée. Qui est-ce qui pourrait contester que, dans certains cas, la matière tophacée, ramollie, ne puisse être résorbée et charriée dans le torrent circulatoire qui, alors, la déposerait sur tel ou tel point de l'organisme?

Le chaos des névroses est là pour nous donner des gouttes nerveuses, céphaliques, ophthalmiques, léthargiques, choréiques, hystériques, épileptiques, hypocondriaques, maniaques, etc. Certes, la goutte est parfois un être complexe, un véritable Protée; si elle n'a qu'un petit nombre de causes prochaines, elle doit être surveillée avec attention et il faut la deviner dans bien des cas. L'angine de poitrine a paru en Angleterre et en Allemagne si fréquente chez les goutteux, que des médecins distingués ont été jusqu'à croire que cette affection est goutteuse d'une manière essentielle.

Un des phénomènes remarquables de la goutte déplacée, c'est la cessation subite de la maladie articulaire et que les malades sont tourmentés par de violents spasmes qui les jettent dans de grandes terreurs. Ces phénomènes varieront, du reste, suivant l'organe atteint.

Stoll parle de l'érysipèle goutteux; Musgrave également. « Ecoutez les goutteux de vieille date, dit Guilbert, ils vous parleront toujours d'érysipèles dans le détail de leur maladie. »

Quelques auteurs signalent une sorte de fièvre miliaire, de pemphigus causés par la goutte.

Musgrave, Stoll font mention d'angines goutteuses, de péripneumonies, de pleurésies, de péritonites, d'hémorrhagies, de syphilis de même nature. On sait que la mort de l'illustre Sydenham a été attribuée à un choléra-morbus goutteux.

Pour en finir avec toutes ces gouttes anomales, il faut dire que chez les goutteux toutes les maladies peuvent emprunter quelque chose à leur goutte, comme la syphilis domine souvent la pathologie de ceux qui en ont été infectés.

CARACTÈRES ANATOMIQUES. — L'étude anatomique des goutteux nous montre souvent, dans leurs articulations qui ont été malades, une matière crayeuse, tophacée, plâtreuse, gypseuse que nous étudierons bientôt. Haller dit avoir rencontré cette substance même dans leur sang. Lanctus confirme ce fait. Chez d'autres, il l'a observée dans leurs vaisseaux lymphatiques. Il parle de goutteux qui rendaient cette substance par le conduit auditif. De son côté, Plater cite des goutteux qui rendaient des tophus par toute la surface du corps. L'histoire nous parle de deux célèbres podagres, Babylas et Acragas, représentés ensevelis vivants dans la craie, et à qui on aurait pu, après leur mort, élever un tombeau avec tout le plâtre qui s'était séparé de leur corps.

Le célèbre Bichat a constaté, dans les principaux troncs lymphatiques de quelques goutteux, des matières comme crayeuses. Beaucoup d'anatomistes, cités par Sœmmering, rapportent qu'on trouve quelquefois des concrétions pierreuses dans les glandes lymphatiques des goutteux. Isidore Casaubon dit qu'un goutteux rendait des tufs par toute la périphérie de son corps.

Lieutaud annonce, dans son *Précis de Médecine*, que l'ouverture des cadavres des goutteux lui a fait observer une substance semblable à la craie qui environnait et recouvrait non-seulement les tendons et les ligaments, mais les os eux-mêmes, qu'elle déplaçait et déformait.

« Et d'autres observateurs, dit Gilbert, semblent, par leurs recherches, confirmer l'opinion de ceux qui pensent que la goutte articulaire se développe plus particulièrement dans les tissus fibreux des articulations. » Mais des faits sembleraient devoir prouver aussi que des dépôts calcaires peuvent se rencontrer à l'intérieur des capsules synoviales. MM. Rostan et Ferrus rappellent l'observation d'une femme goutteuse, dans l'articulation fémoro-tibiale de laquelle ils ont extrait des caillots sanguins. On parle aussi d'érosion, d'ulcération des cartilages des surfaces osseuses; mais ne sont-ce pas là des dépendances de l'ostéite, plutôt que de la goutte proprement dite?

Ce qu'il y a de certain, c'est que des observateurs sérieux reconnaissent plus particulièrement comme signe anatomique de la goutte une injection inflammatoire de la capsule et des ligaments articulaires, des tendons, de leurs gaînes, du tissu cellulaire de la peau qui recouvre ces parties, et des épanchements, sur ces tissus, d'une matière saline qui les encroûte et en gêne les mouvements.

Une fois l'épanchement dissipé, il ne reste plus qu'un tophus, et la concrétion formée persiste en augmentant de dureté. Parfois, quand un épanchement consécutif a lieu, on pourrait croire à la fonte de ces concrétions; mais le fait n'a jamais lieu par les seuls effets de la nature.

En 1728, Pinelli, étant parvenu à dissoudre des calculs arthritiques dans des acides, avait cru pouvoir conclure que la goutte est causée par un principe alcalin neutralisable par les acides. Hoffmann et Boerhaave jugèrent la question différemment, puisque, contre cette affection, ils conseillèrent les alcalins à l'intérieur. Et, plus tard, je ne sais quel praticien avait cru trouver la pierre philosophale en annonçant une goutte acide et une goutte alcaline.

Il était réservé à Tenant d'établir le premier que les concrétions goutteuses peuvent être formées d'acide urique combiné à la soude. Fourcroy constata, de plus, de la matière animale, et Wollaston et Pearson, en Angleterre, signalèrent les mêmes résultats. Plus tard encore, on y trouva de l'urate de potasse et du chlorure de sodium. Du reste, il n'est pas douteux que les concrétions en général soient de nature variable.

Selon Vauquelin, une concrétion était formée :

1º De sur-urate de soude, en grande quantité ;
2º D'urate de chaux, en petite quantité ;
3º De phosphate de chaux ;
4º De matière animale.

MM. Laugier et Wurzer nous offrent des résultats différents, en annonçant l'acide urique saturé par un excès de base.

M. Barruel, fils, dit que ces concrétions sont formées d'urate de soude et de phosphate de chaux.

Enfin, M. Cruveilhier insiste pour que l'on reconnaisse une grande analogie entre les concrétions des goutteux et les calculs de la gravelle.

Pour ajouter à l'anatomie pathologique de la goutte, notons que M. Turk dit que ceux qui sont atteints de cette affection ont le sang épais, rouge, très-coagulable ; dernière circonstance qu'ils doivent, à l'exclusion de toute autre cause, à la diminution dans la proportion de la soude libre. Sous l'influence de l'activité des émonctoires destinés à donner des sécrétions alcalines.

CAUSES. — En consultant les auteurs qui ont écrit sur la goutte, on est effrayé de la longue énumération des causes qu'ils assignent à cette maladie. Tâchons de les établir avec méthode ; et pour cela, divisons les en causes prédisposantes, occasionnelles et prochaines.

CAUSES PRÉDISPOSANTES. — « Ceux qui sont prédisposés à la goutte, dit Sydenham, ont la tête volumineuse, ils sont d'une certaine corpulence , d'une constitution molle et humide , bien que forte et robuste; ils ont de très bons principes de vie. » En général, leur taille est au-dessus de la moyenne. Leurs cheveux sont foncés, ils ont la poitrine bien développée ; leur peau, blanche et lisse au toucher, est néanmoins· épaisse, peu garnie de poils et presque toujours froide. Leurs articulations sont sèches et assez saillantes. Leurs veines, bien dessinées sous la peau , semblent paresseuses.

Le tempérament des goutteux , dit Cullen, est biliososanguin. Mais il est permis d'établir qu'il est un mélange du lymphatique et du sanguin. A n'en pas douter, par la suite, les goutteux tombent dans une variété de tempérament, que l'on pourrait appeler névro-pathique. Cullen assure que ceux qui sont atteints de la goutte y étaient prédisposés par une constitution qui leur est propre. Mais il repousse bien loin l'idée d'un virus dans la production de cette maladie , quoi qu'en aient dit quelques auteurs. Ce qui confirme pour lui la pensée qu'elle peut dépendre d'une constitution générale et originelle , c'est qu'elle ne paraît guère, le plus souvent, qu'à une certaine période de la vie.

La goutte atteint, le plus souvent, les classes élevées de la société. Aussi voit-on peu de ses victimes dans les hôpitaux. En général , les goutteux sont doués d'une certaine sensibilité et d'une heureuse disposition des facultés intellectuelles. L'Hippocrate anglais a parfaitement observé, quand il a posé en principe que, parmi les goutteux, il y en a plus de gras que de maigres , plus de riches que de pauvres, plus d'hommes d'esprit que d'incapables.

L'âge des goutteux, étudié par Scudamore, lui a donné la table suivante sur 100 individus:

11 ont été attaqués de 20 à 25 ans.

23 . . . . . . de 25 à 30.

19 . . . . . . de 30 à 35.

22 . . . . . . de 35 à 40.

11 . . . . . . de 45 à 50;

dont la moyenne est 36 ans. Mais il faut bien le dire, la goutte peut arriver bien plus tôt et bien plus tard. Des observations de goutte développée dans un âge bien plus avancé ne sont pas rares, de même qu'on la voit atteindre des sujets, même avant leur âge de puberté, quoi qu'en ait dit Hippocrate, quand il s'exprime ainsi : *puer podagra non laborat ante Veneris usum.* Pour moi, je puis citer un cas qui semble faire exception dans l'histoire de la goutte. Il s'agit de Mlle de B....., habitant la Rochelle. A sept ans, son médecin aurait reconnu chez elle une affection goutteuse bien caractérisée et qui s'est prolongée jusqu'à l'époque de la menstruation. Depuis quelques années que je donne mes soins à cette malade, je ne l'ai pas traitée pour cette affection, mais pour un rhumatisme à forme goutteuse. Cette demoiselle à dépassé l'âge du retour sans que la goutte l'ait reprise. Mais, chose remarquable, en même temps que la menstruation, il s'était établi chez Mlle de B....., toutes les nuits, et elle continue encore aujourd'hui, une transpiration des plus abondantes sans qu'elle soit provoquée. Cette sueur est si considérable, que la malade est obligée, chaque matin, de quitter son lit pour y mettre un terme. L'odeur en est forte et très-acide. Elle est tellement devenue un besoin pour la personne qui fait le sujet de cette observation, que, si cette sécrétion ne se fait pas largement, elle éprouve une foule d'accidents tels que : œdème des membres inférieurs, épanchements abdominaux, douleurs rhumatismales, gonflements articulaires, etc.

Le cas que je viens de rapporter est d'autant plus exceptionnel que la goutte se développe plutôt chez l'homme que chez la femme. Serait-ce donc que cette dernière en soit préservée par la menstruation? Non, puisque la cessation de cette fonction ne l'y dispose pas. Serait-ce parce que son existence est plus sobre? Je ne le pense pas. Chez la femme, la peau est plus fine, et ses articulations, moins sèches, sont, comme la peau de toute l'habitude de son corps, doublées d'une couche de tissu graisseux plus épaisse que chez l'homme. En même temps, son costume favorise singulièrement l'évaporation cutanée et cela dans une surface très-étendue. De plus, la femme est habituellement constipée.

L'hérédité de la goutte ne saurait être contestée. Sous ce rapport, la ressemblance des constitutions, comme cause de cette maladie, semblerait être justifiée. Il faut bien le reconnaître, en effet, la constitution des goutteux forme un type qu'il est très-important de prendre en considération. En même temps que ceux-ci héritent d'une conformation à part, ils sont soumis quelquefois aux mêmes habitudes que ceux dont ils descendent : habitudes de profession, d'hygiène, de climat. Qui pourrait douter de l'influence du climat sur le développemont de la goutte, de l'effet de la pression atmosphérique ?

CAUSES OCCASIONNELLES. — Le froid, l'humidité, les vêtements insuffisants, le défaut de propreté sont bien des causes occasionnelles, chez les personnes qui sont prédisposées à la goutte, en troublant leurs fonctions cutanées et urinaires, de même que les veilles prolongées, les chagrins, la contention d'esprit, l'hystérie ; toutes causes, qui exaltent la sensibilité, jettent une perturbation profonde dans l'harmonie de l'organisme. Sydenham disait que les travaux que lui nécessitait ses études sur la maladie qui nous occupe lui vaudraient un accès de goutte. Et sa prévision s'est bien réalisée.

L'abus des aliments de haut goût, celui des liqueurs fortes, l'usage des boissons acides sont encore des causes de l'affection que nous traitons. Musgrave et Huxmann avaient reconnu que l'excès du cidre aigre pris en boisson pouvait donner la goutte. Cullen, de son côté, tout en ne doutant pas de la puissance de l'abus des liqueurs fortes pour produire cette maladie, reconnaît, cependant, que les grands mangeurs y sont plus prédisposés que les buveurs de profession. C'est que chez ces derniers les liquides alcooliques et les boissons fermentées ont une action puissamment diaphorétique, en même temps que diurétique. Peut-être, est-ce à cette circonstance que les ivrognes doivent en quelque sorte de ne pas être si sujets à la goutte. Voyez-les se coucher le soir, après de copieuses libations, le teint aviné, la sueur leur coulant sur le visage; ils s'endorment au milieu d'une diaphorèse abondante qui ne fait qu'augmenter pendant leur sommeil. Leur appartement, peu aéré, malsain à quelques égards, ménage, de plus, pour eux une chaleur qui ne peut que leur être favorable.

Les excès vénériens amènent souvent la goutte et cela à plus d'un titre, comme nous le verrons plus tard.

« La goutte, dit M. Teste, est en général la maladie favorite des pairs de France, des généraux, des diplomates, des ambassadeurs, des conseillers d'État, des comédiens famés, des prélats, des agents de change, des avoués, des grands artistes, des riches célibataires : demandez-moi pourquoi? » Il aurait bien pu le dire. C'est que forcément, ou par inadvertance, la plupart de ces hauts personnages oublient trop souvent de se conformer aux règles de l'hygiène. On sait combien la vie de bureau, le travail sédentaire trop prolongé sont favorables au développement de la goutte.

Pour en finir avec ces causes occasionnelles , disons qu'on a remarqué avec raison que les peuples qui habitent les lieux élevés au-dessus du niveau de la mer sont moins sujets à la goutte que ceux qui occupent des régions plus basses. Les Lapons, qui habitent un pays humide , ne l'ont pas, tandis que les planteurs du Nouveau-Monde en sont presque constamment atteints. Du reste , il n'est pas difficile de constater qu'en France même elle varie d'intensité suivant la position topographique des lieux.

M. Durand Fardel , dans son ouvrage déjà cité, dit qu'un individu, chez lequel les fonctions cutanées, urinaires et digestives s'exécutent bien , est le plus possible à l'abri de la goutte; c'est que ces trois fonctions s'enchaînent, au point que si l'une d'elles vient à manquer, les deux autres peuvent se trouver enrayées dans leur liberté d'action.

Tous les auteurs qui ont écrit sur la goutte , n'ont pas manqué de signaler le défaut de transpiration suffisante , le vice de la sécrétion urinaire, l'exaltation de la sensibilité , le trouble des fonctions digestives, les excès vénériens comme causes efficientes de la goutte.

On comprendra que ces causes, étudiées les unes après les autres , vont devenir ce que nous appelons les causes prochaines, et que simultanément elles nous conduiront à la prénotion de la goutte, d'une façon plus rationnelle qu'on ne l'a fait jusqu'à nous.

Nous aurons besoin de savoir quels sont les organes qu'il faudra calmer, quels sont ceux que nous devrons exciter, pour être conséquent avec le traitement que nous voulons établir. Déjà, nous avons dit que la goutte se termine par des sueurs acides et des urines offrant la même réaction chimique. Est-ce que cette maladie serait, en dernière analyse, causée par un excès d'acide dans le sang, dans les liquides de l'économie ? Ce n'est pas douteux, mais ne nous bornons pas à le dire.

Que le goutteux continue donc à nous suivre. Nous pourrons, ensemble, tirer des conséquences frappantes, mettre le doigt sur le mal, pour le combattre avec espoir désormais.

Nous allons étudier quelques grandes fonctions de l'économie ; nous ne saurions le faire avec trop détail, afin d'être compris sans demander à être cru sur parole.

La peau. — Si l'on étudie l'anatomie de la peau, même d'une manière générale, on voit que cet organe est très-complexe, comme ses fonctions, et que sa vitalité doit être de la plus haute importance dans l'organisme. Elle se compose, d'après Gurlt, de l'épiderme, du tissu muqueux de Malpighi, des papilles, du derme, du tissu adipeux des glandes sudorifères, dont les conduits traversent toute l'épaisseur de ses diverses parties constituantes pour arriver sous la face inférieure de l'épiderme. De plus, ellle contient des follicules pileux et des glandes sébacées. Les glandes sudorifères, qui ont été découvertes par Purkinge et Breschet, renversent la théorie des anciens qui pensaient que la sueur coulait par des tubes ouverts faisant suite aux vaisseaux sanguins.

La peau reçoit de plus beaucoup de vaisseaux artériels veineux et lymphatiques, beaucoup de nerfs. On peut dire, pour ce qui est du système artérioso-veineux, qu'il représente sous l'épiderme une trame très-remarquable, dans laquelle les radicules de ce système sont venues se tamiser. Bichat, ce savant anatomiste, qui avait cru reconnaitre des vaisseaux exhalants dans la peau, n'a pu y démontrer leur présence ; ceux-ci auraient dû être ceux de la transpiration ; il était réservé à Purkinge et à Breschet de reconnaître l'existence des glandes sudoriques, dont nous avons parlé. Mais doit-on admettre qu'à ces dernières seules soient confiés tous les phénomènes de la transpiration? Ne doit-on pas admettre, après quelques réflexions, que les ramuscules les plus ténus des vaisseaux artériels et veineux, qui semblent s'anastomoser par l'intermédiaire d'un tissu particulier, d'une manière toute physiologique, favorisent l'exhalation de cette membrane? Voyons ce qui se passe dans certaines circonstances. Un physiologiste injecta sur des cadavres, avec de l'eau tiède, les artères qui se distribuent aux membranes séreuses. Il suinta, à la surface interne de ces dernières, une multitude de petites gouttelettes qui se vaporisèrent aussitôt. Il a observé, en outre, que l'injection de tout le système artériel, avec une solution de gélatine colorée par le vermillon, était suivie de phénomènes remarquables. Il arrive fréquemment, en effet, que la gélatine est déposée autour des circonvolutions cérébrales, sans que la matière colorante se soit échappée des vaisseaux. L'injection entière se répand au contraire à la surface interne de la charoïde et de la pie-mère. Si l'on se sert d'huile de lin colorée aussi avec du vermillon, on voit l'huile, dépouillée de la matière colorante, se déposer dans les articulations à grandes capsules synoviales, tandis qu'il n'y a aucune transsudation à la surface du cerveau, ni dans l'intérieur de l'œil. Selon Muller, on observa chez les chevaux dans les veines desquels on avait injecté beaucoup d'eau chaude une exsudation d'eau sanguinolente par le nez et dans la cavité abdominale. On sait, du reste, que la matière colorante du sang se dissout dans l'eau. Eh bien! ce qui s'est passé dans ces diverses expériences ne pourrait-il donc pas avoir lieu à la surface de la peau, sous forme de transpiration? L'existence des sueurs de sang ne militerait-elle pas en faveur de cette manière de voir? Que l'on admette ou non, dans ce cas, le ramollissement des parois vasculaires des capillaires, cela ne change rien à la question. Car, si ces vaisseaux conservaient leur intégrité, ils ne donneraient probablement lieu qu'à une exhalation semblable à celle de la transpiration.

En général, la peau est lisse au toucher, sans sécheresse; humectée sans cesse par une transpiration insensible, elle conserve une douce chaleur. Mais, chez le goutteux, elle est froide et habituellement sèche. Chez eux, la transpiration, quand elle existe, est comme visqueuse, et certes elle diffère par ses qualités de celle de l'homme en bonne santé. Ce phénomène doit être attribué au vice originel d'une constitution dont nous avons parlé.

On peut dire, du reste, comme Bichat et Haller l'ont parfaitement démontré, que la peau n'a pas la même énergie à tous les âges; mais encore, suivant certaines parties du corps, il en est, de cette membrane, comme de nos organes, qui perdent successivement et progressivement de leur énergie vitale. On sait combien elle est soumise aux viscissitudes de notre santé, combien elle est le miroir des impressions sensoriales et de celles de la nutrition.

La peau, par son étendue et ses fonctions, est un vaste organe exhalant et absorbant. Au point de vue de son exhalation, c'est par elle que l'économie se débarrasse, en partie, des principes qui coulent dans le torrent circulatoire et ne doivent pas y séjourner, s'ils ne sont confiés à d'autres organes, les reins, dont les fonctions sont congénères des siennes. On ne saurait donc trop surveiller l'énergie de cette membrane et étudier tous les phénomènes qui se rattachent à celle-ci.

L'étude de ces phénomènes a de tout temps éveillé la sollicitude des observateurs. Sanctorius, a montré à ce sujet une constance bien remarquable, pour arriver à dire que, dans les pertes excrémentitielles que fait notre corps dans les vingt-quatre heures, la transpiration y entre pour les 5/8. Malheureusement, les résultats qu'il nous a donnés manquent de précision. Sanctorius n'a pas dosé séparément la transpiration pulmonaire, les excrétions folliculaires de la peau, des muqueuses bronchique, nasale, urinaire..... Aussi, Gorter, Keill, Robinson, Lining, Dodard, Lavoisier, Séguin, Edwards, s'occupant de la question avec plus de réflexion, ont obtenu des résultats différents. Ils tinrent compte de l'âge, du tempérament, de l'état de santé ou de maladie des sujets sur lesquels ils firent leurs observations. Keill, entre autres, annonça qu'en Angleterre la transpiration est moins abondante que les urines. Rye, qui s'est livré à des observations minutieuses, trouva que la moyenne de celles-ci lui permettait de conclure que, même en hiver, la quantité de transpiration exhalée l'emporte sur celle des urines. Robinson a posé en principe, qu'en Écosse la transpiration cutanée est à l'urine dans la jeunesse : : 1340 : 1000, et dans la vieillesse : : 967 : 1000. M. Séguin, prenant toutes les précautions nécessaires pour doser séparément les transpirations pulmonaire et cutanée, a établi les résultats suivants : 1° L'homme adulte en bonne santé, ayant complété son accroissement, revient au même poids après vingt-quatre heures sans que la proportion des aliments, les variations atmosphériques impriment à la régularité de la sueur des modifications appréciables. 2° Si la proportion de la transpiration cutanée s'accroît, celle des excrétions urinaire et stercorale diminue. 3° Les digestions imparfaites ou pénibles augmentent l'exhalation dermoïde. 4° La quantité des aliments solides n'influe pas sensiblement sur cette exhalation. 5° Immédiatement après le repas, la transpiration cutanée se trouve au minimum. 6° Pendant le travail de la chimification et de la chylification, cette élaboration sécrétoire est au maximum et paraît, comparativement au terme moyen, plus considérable de deux grains par minute. 7° La perte la plus abondante qui s'effectue par cette voie semble de 32 grains par minute, 3 onces, 2 gros, 48 grains, par heure ; de 5 livres par jour. 8° L'évacuation la moins forte est de 11 grains par minute ; de 1 once, 1 gros, 12 grains par heure ; de 1 livre 2 onces, 4 gros, par jour. 9° Immédiatement après le repas, le maximum est de 19 grains, par minute ; le minimum de 10 grains. 10° La perspiration cutanée se trouve soumise à des modifications très-sensibles, relativement à l'énergie des exhalants, à la faculté dissolvante de l'air ambiant. 11° La perte moyenne des perspirations extérieures est de 18 grains par minute : 11 grains pour la peau, 7 pour la muqueuse bronchique. 12° D'après l'étendue comparative des membranes dermoïde et pulmonaire, l'exhalation de la seconde est proportionnellement plus considérable que celle de la première.

La sueur varie dans sa composition, suivant les sujets. Elle n'est pas semblable à la transpiration insensible, cette dernière étant moins chargée. La perspiration insensible est incessante, la sueur n'est qu'un phénomène accidentel.

La sueur peut être plus ou moins acide, plus ou moins alcaline. Chez les goutteux, dans l'intervalle de leurs accès, elle est plutôt alcaline qu'acide ; chez les agonisants elle est alcaline.

La sueur, d'après M. Thénard, contient beaucoup de muriate de soude, des traces de phosphate de chaux, de l'oxyde de fer, de la matière animale, de l'acide acéteux.

La sueur peut présenter les caractères de l'urine,

quand la fonction des reins se fait mal ou ne se fait pas du tout.

Un de mes clients, atteint de goutte, ecclésiastique très-distingué, a remarqué que, vingt-quatre heures avant ses accès, les parties qui doivent en être le siége sécrètent une odeur d'urine bien caractérisée.

La sueur est souvent un phénomène critique, dans les maladies; celles qui jugent un accès de goutte sont très-acides.

Il est important de noter que les excitants, dans un estomac sain, provoquent la sueur; que la constipation la diminue; qu'une irritation légère de l'estomac se juge quelquefois par des sueurs souvent abondantes; tandis qu'un état inflammatoire, bien déclaré, dessèche et durcit la peau.

La sécheresse de l'atmosphère favorise la transpiration cutanée, en rendant l'évaporation de cette dernière très-rapide; l'humidité produit un effet opposé.

La chaleur est très-puissante pour activer les fonctions de la peau, en stimulant la circulation, ainsi que le système nerveux; une transpiration abondante et continue rend le sang plus fluide, en enlevant à celui-ci une plus grande quantité d'acide. Elle n'affaiblit pas, quand elle est de bonne qualité.

Le froid, resserrant le tissu de l'enveloppe dermoïde, diminue la transpiration. Mais le froid sec a une action incomparablement moins nuisible que le froid humide.

Un phénomène qui n'échappe à personne est celui de la pression atmosphérique sur l'habitude extérieure du corps. Plus l'on s'élève sur les montagnes, plus la transpiration est facile. D'où il suit que les lieux élevés sont plus favorables aux goutteux que ceux qui sont bas, surtout s'ils sont humides.

La lumière est un puissant excitant de la peau, surtout l'insolation.

Certes, en voilà bien assez pour marcher avec les médecins qui font, à juste titre, de la diminution de la transpiration cutanée, ou de sa suppression une des causes les plus actives de la goutte. Cependant, pour montrer encore plus toute l'importance que nous attachons à l'étude de la sueur, nous allons suivre les travaux des observateurs qui, dans ces derniers temps, se sont mis à la hauteur de ce sujet.

Les études de M. Simon, sur la sueur, sont bien dignes d'être mentionnées.

Il y a reconnu :

1° Des substances solubles dans l'éther, qui ne sont que des matières grasses, parmi lesquelles on rencontre un peu d'acide butirique ;

2° Des substances solubles dans l'alcool, qui sont des extraits alcooliques, des acides lactiques libres, du chlorure de sodium, des lactates et des acétates de potasse et de soude, du lactate et du chlorhydrate d'ammoniaque ;

3° Des substances solubles dans l'eau, qui sont un extrait aqueux du phosphate de chaux et quelquefois un sulfate alcalin ;

4° Des substances insolubles dans l'eau, telles que squames d'épithilium, et après le déplacement libre de l'acide par l'alcool, du phosphate de chaux et un peu de péroxyde de fer.

Anselmino, dans ses recherches, a trouvé sur cent parties de résidu solide de la sueur :

Substances solubles dans l'alcool et l'eau, et particulièrement :

> Sels de chaux. . . . . 2 00.
> Extrait aqueux et sulfates. . . . . . 21 00.
> Extrait éthéré avec chlorure de sodium et
> de potassium . . . . 48 00.
> Extrait alcoolique acétique, acétates de
> lactates . . . . 29 00.

M. Favre, dans un travail remarquable sur la sueur, après avoir donné des analyses minutieuses de celle-ci, résume les conclusions suivantes :

1° Les matériaux de la sueur sont, à l'exception de faibles traces, entièrement solubles dans l'eau.

2° La matière minérale de beaucoup prédominante dans la sueur est le sel marin, ainsi que cela avait été constaté antérieurement.

3° La proportion des sulfates alcalins est excessivement faible; celle des phosphates alcalins où alcalino-terreux presque nulle dans la sueur.

4° L'analyse y démontre, d'une manière incontestable, l'acide lactique à l'état de lactate alcalin, ainsi que cela avait été annoncé, mais non complétement démontré par l'analyse élémentaire.

5° Les expériences rapportées dans ce travail signalent la découverte dans la sueur d'un acide azoté, l'acide sudorique, qui s'y trouve à l'état de sudorate alcalin. La formule de cet acide se rapproche à certains égards de l'acide urique que l'on ne trouve pas dans la sueur;

6° Ce travail établit la découverte de l'urée dans la sueur. Ce principe n'y avait pas encore été reconnu;

7° La proportion de matière grasse et de matière albumineuse, à l'état d'albuminate alcalin, est excessivement faible dans la sueur;

8° La proportion de potasse, par rapport à la soude, est relativement plus élevée dans les sels à acides organiques que dans les sels minéraux contenus dans la sueur ;

9° La sueur provenant d'un même sujet et recueillie à différentes époques a présenté sensiblement la même composition , à la condition de provoquer l'expulsion de volumes de sueur à peu près égaux.

10° Lorsque l'on fractionne la sueur d'une transpiration ; plusieurs parties correspondant à deux ou trois périodes égales, à partir du commencement de l'expérience on trouve des différences dans les proportions des sels minéraux et des sels à acides organiques. Les premiers étant plus abondants pendant les dernières périodes.

11° Les rapports de l'eau à la somme des matériaux solides ne change pas sensiblement aux différents moments où la sueur est recueillie durant la transpiration forcée.

M. Simon dit que la transpiration des rhumatisants et des goutteux a une odeur acide. Ce fait n'est pas douteux, je l'ai souvent observé , pendant les sueurs critiques des goutteux.

D'après cet observateur, l'acide lactique serait toujours augmenté chez les goutteux et les rhumatisants.

M. Anselmino signale l'augmentation de l'ammoniaque dans la sueur des goutteux. Il a reconnu, de plus, de l'albumine dans la sueur qui accompagne le rhumatisme aigu.

Stark a trouvé de l'acide urique dans la sueur des rhumatisants, et Wolff de l'urate de soude dans la sueur des goutteux.

DIGESTION. — La digestion est une fonction très-compliquée dans l'espèce humaine, laquelle est indispensable à sa conservation matérielle. Bien avant Spallanzani, on s'était occupé du suc gastrique comme l'agent principal de la digestion. Cet observateur, se livrant à des recherches ingénieuses sur la composition de ce liquide, prouva qu'il est neutre, imputrescible à la température ordinaire, et qu'il peut dissoudre le bol alimentaire , même en dehors de l'estomac. Bien plus tard, M. Thénard examina le suc gastrique rendu par le vomissement ; il le trouva également neutre. Et M. Proust, en observant ce suc au moment même de la digestion , le trouva acide , ce que déjà plusieurs observateurs avant lui avaient établi après les recherches de Spallanzani.

C'est, en effet , ce qui a lieu pendant les digestions. Recueilli à jeûn, dans l'estomac, le suc gastrique est neutre ; mais dès que les parois de cet organe sont en contact avec des substances alimentaires ou étrangères, il devient constamment acide ; et cette acidité , qui lui vient d'une sécrétion instantanée à la surface de la muqueuse de l'estomac, est d'autant plus prononcée que les substances ingérées sont plus réfractaires à la digestion. MM. Becquerel et Rodier, dans leur ouvrage de pathologie médicale, disent : « Un fait bien singulier, c'est que la surface interne de l'estomac est acide (fait confirmé par M. Bernard) et que le liquide qu'elle sécrète est neutre ou alcalin. »

Pour moi, je la crois neutre quand rien ne vient provoquer ses sécrétions. M. Donné voulait même qu'elle fût alcaline. Elle est neutre, parce qu'il n'y a pas d'utilité qu'il en soit différemment ; elle est neutre, parce qu'il suffit de la plus petite provocation pour qu'elle devienne acide, ce qui est utile pour le travail de la digestion ; neutre comme la muqueuse duodénale, comme celle de l'intestin grêle, comme celle du cæcum, comme le commencement du gros intestin toutes les fois que ces muqueuses sont en repos, tandis que la majeure partie du gros intestin qui touche celle du rectum est alcaline.

Pourquoi donc ces différences suivant telle portion du tube intestinal? Je crois pouvoir dire que c'est parce que telles parties de la muqueuse digestive sont pourvues de villosités ou papilles, tandis que d'autres en sont privées. En suivant la membrane muqueuse du tube digestif dans toute son étendue, cette proposition paraît parfaitement juste.

Voyons maintenant ce qui se passe en dedans du canal intestinal. Quelles sont les surfaces à sécrétions acides? Je ne vois que celles pourvues de papilles : la peau, le dos de la langue, la surface interne des reins ; car je crois que l'on peut appeler papilles les mamelons de la substance tubuleuse de ces organes, et je crois qu'on l'a déjà fait.

M'accusera-t-on de vouloir faire de la papille le sécréteur acide ? Ce n'est certainement pas mon intention. Mais je crois que celle-ci est un annexe du conduit de la glande sudorique dans la peau, de même que les mamelons de la substance tubuleuse des reins le seraient de celle des conduits urinifères.

Je sais bien que l'explication n'est pas aussi facile pour les villosités intestinales, qui ont reçu également le nom de papilles. Il est certain que l'on a pas encore dit quelle est la partie de la muqueuse intestinale pourvue de papilles qui, sécrète les sucs acides ; pourquoi ne seraient-ce pas les villosités ? Voici la composition d'une villosité suivant M. Lacauchie (*Études hydratomiques* page 49) : 1º un faisceau central de vaisseaux chylifères très-nombreux, tous de même longueur dans les villosités cylindriques ; 2º un réseau vasculaire sanguin qui entoure ce faisceau ; 3º une substance spongieuse transparente sans canaux distincts qui enveloppe complètement la villosité, dont l'épaisseur, la même dans tous les points, égale au moins le demi diamètre du faisceau central et dont la périphérie présente de nombreuses petites surfaces circulaires de même grandeur qui se touchent toutes — Lacauchie, qui attribue aux villosités intestinales des mouvements déterminés par les fibres contractiles de la paroi de leur lymphatique central, les regarde comme des systèmes de pompes aspirantes et foulantes. Il n'accorde au réseau capillaire sanguin que le rôle de simple appareil de nutrition; ce qu'il appelle substance spongieuse extérieure de la villosité, c'est-à-dire l'épithélium, n'a pour but, selon lui, que d'empêcher le contact immédiat et des vaisseaux chylifères et du liquide intestinal. MM. Gruby et Delafond ont imaginé une autre hypothèse que je ne rapporterai pas. Les opinions de M. Lacauchie ne peuvent être que théoriques, et je ne vois pas pourquoi le réseau sanguin, qui a été constaté par Muller chez le chien et le veau, ne pourrait pas fonctionner à la manière du réseau artériel et veineux qui fonctionne sous l'épiderme de la peau à la manière des exhalants; mais sortons de toutes ces digressions. Il est certain que la muqueuse de l'estomac, du duodénum, de tout l'intestin grêle, de presque tout le cœcum et du commencement du gros intestin sécrètent des sucs acides; acides tempérés par les alcalins venant de la salive, de la sécrétion du pancréas, des glandes de Brunner, des follicules muqueux du cœcum, par la bile. Quand nous étudierons la nature chimique du résidu usé de la digestion, nous verrons que l'on pourrait conclure tout d'abord que le travail de la digestion est sans influence sur l'équilibre entre les acides et les alcalins; il n'en sera pas de même à propos du chyle.

Pour nous résumer, disons avec Schultz, que le mucus intestinal, pendant les digestions, est acide depuis l'estomac jusque dans le cœcum.

Salive. — Les anciens ne connaissaient qu'une seule espèce de salive, celle que l'homme expulse de sa bouche après en avoir opéré la succion.

En 1780, de la Chenaie, s'occupa de la salive de la glande parotidienne. Mais en 1827, MM. Tiedmann et Gmelin, admirent dans le sac salivaire celui fourni par le glands parotides et une mixte. En 1846, MM. Magendie et Rayer prouvèrent que la salive parotidienne diffère de celle du reste de la cavité buccale. Un an plus tard, M. Bernard s'occupa des salives parotidienne, sublinguale, sous-maxillaire et buccale. D'après lui, il faut diviser les glandes salivaires en : glandes mucipares et en glandes salivaires proprement dites. Aussi, divise-t-il, le suc salivaire en quatre espèces ; 1° salive mixte ou buccale ; 2° salive parotidienne ; 3° salive sous-maxillaire ; 4° salive sublinguale, à laquelle il faut joindre les produits des glandes bucco-labiales et de la glande de Nuch.

1° La première est normalement alcaline, mais elle devient acide quand elle n'a pas coulé depuis longtemps. M. Bernard dit que cette acidité est due à l'altération des matières organiques qui éprouvent une fermentation acide, au contact de l'air.

Composition, toujours d'après M. Bernard :

Chez l'homme, le chien, le cheval : elle contient ; de l'eau, des matières organiques et inorganiques. Les premières sont de l'albumine, de la caséine, des cellules épithéliales, un peu de graisse phosphorée, du mucus et des matières organiques spéciales.

Les matières inorganiques sont des carbonates alcalins, du phosphate terreux, des chlorures, des sulfates et lactates, enfin, du sulfo-cyanure de potassium.

MM. Berzelius et Bernard ne croient pas que ce dernier sel préexiste dans la salive de l'homme. Et ce dernier ne l'a rencontré que chez les personnes atteintes de carie dentaire.

La salive est sujette à une foule de modifications, en densité, odeur, consistance, couleur, sous l'influence de causes diverses. La salive mixte est alcaline, neutre ; elle peut être acide, par exception.

La salive parotidienne a été analysée, dans six cas de fistule parotidienne, par M. Bernard. Il a établi qu'elle n'est jamais visqueuse ; elle est, au contraire, toujours fluide, parfaitement transparente et beaucoup plus alcaline que la salive mixte. D'après M. Mitscherlich, son alcalinité est plus faible au commencement de son écoulement, et augmenterait d'autant plus que les aliments mastiqués seraient plus durs et plus irritants.

La salive sous-maxillaire, d'après M. Bernard, se distingue par sa viscosité, et sous ce rapport ses fonctions seraient d'invisquer le bol alimentaire. Ce mucus est alcalin.

Une remarque qui me paraît importante, c'est que toutes les salives étudiées sont alcalines ; leur acidité n'est qu'accidentelle. Je ne doute pas de ces observations, car je regarde comme parfaitement alcalines toutes les sécrétions des glandes buccales et je pense que l'acidité qui pourrait être communiquée à la salive devrait lui venir de la surface supérieure de la langue.

Suc pancréatique. — Il est alcalin, ainsi que les travaux de MM. Bouchardat, Sandras, Mialhe et Bernard l'ont parfaitement démontré. C'est un liquide gluant, incolore, visqueux, dont la saveur est un peu salée ; coagulable par certains acides, il ne l'est pas par l'acétique et le lactique. Les alcalis le dissolvent bien. Il est susceptible de s'altérer par les maladies, mais d'une manière lente ; alors il devient insensiblement aqueux.

Il se compose d'eau, d'albumine, d'osmazôme, d'acétate de soude, de chlorure de sodium, de phosphate et de carbonate de soude, d'iodure de potassium, de phosphate et de carbonate de chaux, de la pancréatine, qui est sa matière coagulable.

CHYME. — Le bol alimentaire, après être arrivé dans l'estomac, y éprouve l'influence des sucs qu'il rencontre dans ce viscère. Descendu dans le duodénum, et de là, dans l'intestin grèle, il prend le nom de chyme ou de pâte chymeuse. C'est dans celles-ci que les vaisseaux absorbants de ces intestins puisent le chyle qui doit servir à réparer le sang.

Marut prétend que le chyme n'est ni acide, ni alcalin. De Montègre le croit acidifié par le suc gastrique qui, lui, est devenu acide après que le bol alimentaire est descendu dans l'estomac. Tiedmann et Gmelin sont de cet avis. De leur côté, Leuret et Lassaigne l'ont trouvé acide chez un épileptique mort cinq heures après l'ingestion d'aliments. Pour M. Lepelletier (de la Sarthe) après quatre heures d'ingestion de substances alimentaires dans l'estomac, le chyme lui a paru légèrement acide, et il a remarqué qu'il l'était d'autant plus chez les animaux sur lesquels il faisait ses expériences, que ceux-ci avaient souffert davantage. Aussi, s'est-il demandé avec raison si, chez l'homme, l'acidité du chyme n'est pas plus ou moins prononcée, en raison d'une influence perturbatrice, d'une foule de circonstances.

LYMPHE. — La lymphe est un liquide qui circule dans les vaisseaux blancs ou lymphatiques. D'une couleur jaune-clair, prenant quelquefois une nuance rouge, d'apparence fibrineuse, elle se mêle au chyle pour aller avec ce liquide réparer les pertes du sang. Muller dit qu'elle est inodore, que sa saveur est salée et qu'elle réagit faiblement à la manière des alcalis.

Analyse de la lymphe faite sur l'homme par Gesselin :

Eau. . . . . 961 0.
Parties solides . . . . 39 0.
Fibrine. . . . . 2 5.
Albumine. . . . . 27 5.
Chlorure de sodium , phosphate de potasse
    et de soude . . . . 2 l.
Matière extractive de soude. . . . . 6 9.

CHYLE. — Le chyle est un liquide récrémentitiel, blanc-opaque, d'une douce saveur et d'une odeur spermatique. Puisé dans l'intestin grêle, qui le conduit dans le réservoir de Pecquet, il se rend de là, à travers le canal thoracique, dans la veine sous-clavière gauche.

MM. Tiedmann et Gmelin disent que la fibrine du chyle lui vient de la lymphe et non des aliments.

La seule analyse du chyle recueilli sur l'homme est celle-ci; elle est due à Ress :

Eau . . . . 902 37.
Parties solides. . . . . 97 63.
Fibrine . . . . 3 70.
Graisse . . . . 35 16.
Albumine . . . . 3 32.
Matières extractives solubles dans l'eau et
    l'alcool. . . . . 12 33.
Matières extractives seulement solubles
    dans l'eau, sels. . . . . 7 11.

DÉFÉCATION. — Cette fonction a pour but de chasser au dehors de l'économie le résidu usé de la digestion. Sous le nom dematière fécale, stercorale, d'excréments,

ce résidu, après avoir franchi la valvule de Bauhin, con-
tenant une très-faible quantité de chyle qui n'a pas été
absorbé dans l'intestin grêle, s'avance dans le rectum
pour en être expulsé.

Suivant Chaussier et Adelon, la quantité des excréments rendus dans les vingt-quatre heures équivaut de
128 à 160 grammes. D'après MM. Becquerel et Rodier,
elle serait de 200 grammes. Ils sont en général, selon
ces observateurs, les 0,06 ou les 0,10 des substances
ingérées.

Les matières fécales sont acides d'après Vauquelin ;
mais Schultz et Berzelius les ont reconnues alcalines.
Enkerlin les a trouvées alcalines. Pour moi, j'ai vérifié
ce fait chez des goutteux sur leurs déjections alvines provoquées par un purgatif. Cependant, quelquefois elles
étaient acides. Dans l'état de santé parfaite, avec régularité des selles, les matières fécales sont neutres.

SÉCRÉTION URINAIRE. — La fonction des reins est
excrémentitielle. Véritable lessive du corps, elle est le
résultat d'une sorte de dépuration ou plutôt de filtration
que le sang subit dans les reins. Produit d'une sécrétion
importante, l'urine offre des variétés très-grandes en
qualité et en quantité dans une foule de circonstances.
Au point de vue de son émission dans les vingt-quatre
heures, les anciens en reconnaissaient trois espèces :
1° urine de la boisson, *urina cruda;* 2° celle de la digestion, *urina cocta;* 3° celle du matin, urine de sang, *urina
percocta, urina perfecta.*

L'analyse des urines a, de tout temps, exercé la sagacité des observateurs. Fourcroy et Vauquelin y ont trouvé
trente matières différentes, sans tenir compte de l'eau
qui en fait le véhicule. Dans ces derniers temps, MM. Becquerel et Rodier ont reconnu les éléments suivants dans

l'urine de l'homme recueillie dans les vingt-quatre heures :
sur mille parties ,

Eau. . . . . 960 815.

Matières autres que l'eau données par l'é-
vaporation. . . . . 31 185.

Urée. . . . . 13 828.

Acide urique. . . . . 0 391.

Sels fixes in-décomposa-bles à la tempé-rature rouge. { chlorures. . . phosphates. . . sulfates. . . . { de chaux. . . de soude. . . de potasse . . de magnésie . } 7 695.

Matières inorgani-ques qu'on peut isoler et doser séparément. . { Acide lactique. . . . . Lactate d'ammoniaque Matières colorantes. . Matières extractives. . hydroclorate d'amm. . } 9 261.

M. Lecanu est arrivé à des résultats à peu près ana-
logues.

Dans l'état normal, l'urine est claire et d'un jaune
d'ambre, odorante, d'une saveur amère et salée ; elle
réagit à la manière des acides.

La fonction urinaire joue un rôle si important chez les
goutteux, qu'on ne saurait l'étudier avec trop de soin.

La quantité d'eau que l'urine contient peut être augmentée en raison de celle ingérée dans l'estomac.

Elle peut être diminuée, au contraire, par plusieurs
causes, telles que : des sueurs abondantes, la fièvre,
comme tout autre trouble fonctionnel de l'économie dont
l'action se fait sentir d'une manière étendue, l'action
d'un purgatif lorsque son effet est épuisé, l'approche de
la mort.

Les principes de l'urine peuvent être augmentés dans
celle sécrétée : par une nourriture abondante et azotée ;

par l'introduction , dans l'économie, d'une grande quantité d'eau.

M. Becquerel a observé, en effet , qu'une grande quantité d'eau introduite dans l'économie ne peut s'échapper par les reins sans que ces organes ne sécrètent une plus ou moins grande abondance de matières solides.

La diminution de ces mêmes principes est plus fréquente que leur augmentation , toutes choses égales d'ailleurs. Dans l'intervalle de leurs accès, surtout, les goutteux en offrent une preuve; aussi leurs urines ne sont-elles chargées et acides que quand elles sont une crise de leur maladie.

Un des principaux matériaux de l'urine est l'urée, découverte par Cruikshank. MM. Becquerel et Rodier ont établi qu'elle s'élève à 15 ou 18 grammes pour 1000 dans l'urine rendue dans les vingt-quatre heures ; et que si, dans l'état de santé, sa quantité n'augmente pas sensiblement, il n'en est pas de même dans certaines maladies pouvant altérer la sécrétion urinaire, dans lesquelles on voit l'urée diminuer d'une manière notable.

Muller, se demandant comment ce principe se forme, arrive à penser qu'il vient de tous les points de l'économie , par suite de la décomposition inséparable de la vie. Pour lui l'urée ne paraît pas provenir des aliments ; telle est aussi l'opinion de MM. Becquerel et Rodier.

Scheele, en découvrant l'acide urique dans les calculs urinaires , démontra que cet acide existe toujours dans l'urine de l'homme. Il permit aux observateurs de remarquer qu'il se trouve en très-grande abondance dans l'urine des goutteux, pendant leurs accès; d'où on peut conclure qu'il doit être en saturation dans leur sang, et présenter ainsi une anomalie digne d'être prise en considération. Aussi on ne tarda pas, après les études de Tenant, à attribuer à l'acide urique tous les effets de la goutte. C'est sans doute pour ce motif que Lobb et Magendie, plus tard, réduisirent leurs malades à un régime par trop sévère qui ne fit que les jeter dans une débilitation extrême, sans pour cela les soulager.

Berthollet, loin d'attribuer à l'acide urique seul le triste privilège de causer la goutte, pensa que l'acide phosphorique pouvait concourir au même résultat. En songeant que c'est à cet agent que les urines doivent leur plus grande acidité, Scudamore en Angleterre, montra plus tard que l'acide phosphorique est plus abondant dans les urines des goutteux, pendant leurs accès.

En réalité on peut dire qu'au moment d'une crise de goutte, il y a excès d'acide urique, phosphorique, carbonique, lactique, etc..., dans le sang des goutteux ; mais je ne veux pas dire qu'ils y sont à l'état de liberté.

Revenons à l'acide urique comme jouant un rôle important dans la maladie qui nous occupe. MM. Becquerel et Rodier le regardent comme le résultat de la combustion incomplète, par l'oxygène qui circule dans le sang, des tissus qui doivent abandonner l'organisme sous forme d'urée.

Celui-ci augmente dans certaines circonstances physiologiques, un accès de colère, par exemple, les excès de table, le défaut de transpiration cutanée, l'influence de la fièvre, quelle qu'en soit la cause, un trouble fonctionnel général intense, les diathèses goutteuse et rhumatismale.

C'est lui qui apparaît aux parois des vases de nuit, quand les urines ont déposé. Il diminue ou disparaît dans l'intervalle des accès de la goutte. Alors, les urines de ceux qui sont atteints de cette maladie sont plus claires et moins acides que dans l'état normal.

Un fait très-curieux, c'est que la composition des urines des goutteux se rapproche beaucoup de celles des anémiques. Chez les uns comme chez les autres , elles péchent de la même manière. L'urée, l'acide urique et la plupart des sels organiques s'y rencontrent dans de moindres proportions que dans celles des personnes en santé, si même quelques-uns de ces principes n'y manquent pas tout à fait. Mais nous ne voulons pas, pour cela, établir de rapprochement entre leurs constitutions. Chez les premiers, les principes qui ne se trouvent pas dans leurs urines , existent dans leur sang. Tandis qu'ils n'en est pas de même chez les seconds frappés d'un vice d'assimilation dans les phénomènes de la digestion.

Sécrétion biliaire.— La bile est une humeur animale, liquide , d'une couleur presque toujours brune, jaunâtre ou verte, quelquefois pâle , comme incolore, d'une odeur fade et nauséabonde.

La sécrétion du foie joue un rôle très-important dans l'acte de la digestion et de la chylification. A n'en pas douter, de plus, cet organe, qui reçoit une quantité si considérable de sang par le système de la veine porte, doit faire subir à ce liquide des modifications très-utiles. Son but, outre celui dont nous avons parlé , doit être de donner au sang, qui lui arrive en retour, pour ainsi dire, des principes alcalins ; principes, dont il peut manquer, ayant probablement absorbé des acides dans toute la surface interne de l'estomac, du duodénum et de l'intestin grêle.

Les observateurs varient beaucoup dans leurs opinions sur la quantité de bile que le foie sécrète dans les vingt-quatre heures. Les uns l'ont portée à quelques onces , d'autres à 750 grammes. Je ferai observer que la défécation donnant 120 à 160 grammes de résidu excrémentiel, suivant Chaussier et Adelon , et 200 grammes d'après MM. Becquerel et Rodier , il n'est pas probable que le foie perde une bien grande quantité de bile , dans les vingt-quatre heures.

Quoi qu'il en soit, la bile est franchement alcaline. L'organe qui la sécrète ne peut donc communiquer au sang qui le traverse que des qualités alcalines. Tel a été assurément le but de la nature qui a fait de la sécrétion biliaire une fonction excrémentitielle et récrémentitielle tout à la fois. Favoriser l'excrétion de la bile doit donc être un non-sens, dans le traitement de la goutte. Mais nous reviendrons sur ce sujet.

Voici les compositions chimiques de la bile données par différents auteurs :

M. Thénard a reconnu dans la bile, sur 100 parties :

Eau	905	0.
Albumine	42	0.
Résine	41	0.
Matières jaunes.	2 à	10.
Soude	5	6.
Sels	4	5.
Oxyde de fer.	des	traces.

D'après M. Berzelius.

Eau.	904	4.
Matière biliaire grasse.	80	0.
Mucus de la vésicule	3	0.
Osmazôme	7	4.
Chlorure et lactate de soude. . .	7	4.
Soude	4	1.
Phosphate de chaux et de soude. .	1	1.

D'après Tiedmann et Gmelin :

Eau.

Parties solides qui sont :

Cholestérine;

Substance solide à odeur musquée;

A. oléique et margarique ;

A. choléique.

Résine biliaire;

Taurine et aspargine biliaire ;

Sucre biliaire;

Matière colorante;

Osmazòme;

Matière répandant l'odeur d'urine quand on la chauffe;

Matière analogue au gluten et à l'albumine;

Matière caséeuse;

Matière salivaire ;

Bi-carbonate de soude;

Carbonate d'ammoniaque ;

Acétate de soude;

Acétate, margarate et cholate de soude;

Sulfates et phosphates de potasse et de soude;

Phosphate de chaux.

Chlorure de sodium.

Comme on le voit, ces trois analyses offrent de grandes différences. Aussi, doit-on de la reconnaissance à M. Demarçay d'avoir fait revivre avec raison l'idée que la bile est un savon à base de soude; et plus tard un autre chimiste, M. Strecker, a établi qu'elle est un cholate et un choléate de soude.—En un mot, elle doit son alcalinité à la soude. Quelquefois, par exception, la bile est neutre, mais son acidité est rare, si même elle existe.

SÉCRÉTION SPERMATIQUE. — C'est l'élaboration secrétoire des testicules. Cette fonction n'a lieu qu'à l'âge de la puberté. Son but n'est pas seulement d'assurer la propagation de l'espèce on ; sait, en effet, dans quelle décrépitude tombe, au physique comme au moral, celui qui a subi la castration.

Le sperme, produit de la sécrétion qui nous occupe, est un fluide épais, visqueux, blanchâtre, opaque, d'une saveur fade et gommeuse, d'une odeur caractéristique. Insoluble dans l'eau, il se dissout mieux dans les acides que dans les alcalis et offre des animalcules nombreux.

D'après Vauquelin, sur 1,000 parties, il contient :

Eau.	900.
Spermatine	60.
Phosphate de chaux.	traces.
Hydrochlorate et peut-être nitrate de chaux.	30.
Soude	10.

Berzelius y admet de plus une matière animale et tous les sels du sang ; Jordan, une matière odorante, de la gélatine, de l'albumine ; M. John, du soufre. Virey, rapproche la composition du sperme de celle de la pulpe nerveuse.

MUCUS DES MEMBRANES MUQUEUSES. — D'après les travaux de Heule, Simon, Vogel, Grubry, etc., le mucus est un liquide visqueux, transparent, d'une teinte opaline, dont la réaction est franchement alcaline.

MUCUS INTESTINAL. — En général, neutre, quelquefois alcalin. Suivant Schultz, il est acide dans l'intestin grêle et alcalin dans le rectum. — Ce dernier fait n'est pas douteux.

MUCO-PUS. — Il est neutre, si même il n'est pas alcalin.

Pus. — Produit matériel de l'inflammation , il est, en général, un liquide plutôt alcalin que neutre ou acide; mais de nature différente selon les tissus qui le fournissent. — Très-susceptible d'être altéré par l'air.

Sang. — Le sang, que Bordeu désignait par l'expression énergique de chair coulante, est un liquide qui remplit dans l'économie la fonction la plus importante. Il excite et entretient l'action de tous les organes. Formé par les produits de l'absorption digestive , respiratoire , cutanée et interstitielle, il peut porter le trouble dans nos organes, si sa composition chimique est modifiée. Ceux-ci , à leur tour , peuvent réagir sur lui dans certaines circonstances. Étudions-le rapidement.

Les études du sang peuvent être rapportées à trois périodes , comme le disent fort bien MM. Becquerel et Rodier, dans leur excellent *Traité de chimie pathologique*. Nous ne suivrons pas celles deux premières. Dans la troisième, nous trouvons des analyses de ce liquide faites par MM. Andral et Gavarret, en même temps qu'en Allemagne , MM. Simon, Lehmann, Nasse, etc. jetaient de vives lumières sur celles-ci.

Aujourd'hui on peut dire que les travaux les plus récents ont montré que le sang renferme, en quelque sorte, tous les éléments que l'on rencontre dans l'organisme entier. Il est composé de :

1° Eau ; 2° Globules; 3° Fibrine; 4° Albumine; 5° Matières extractives, comprenant la matière colorante du sérum , l'osmazôme ; 6° Matières grasses qui sont la sélorine , la cholestérine , les acides oléique , margarique , combinés à la soude et à l'état de savon; 7° Le chlorure de sodium en quantité considérable; 8° La soude; 9° Sulfates, phosphates, carbonates de soude et de potasse; 10° sels insolubles, phosphates de chaux, une très-faible quantité de phosphate de magnésie, du fer.

Eau. — Ce liquide entre, pour 780 à 800 grammes, sur 1,000 dans la composition du sang. Sa quantité peut osciller entre 880 et 740. Du reste, son abondance est en raison inverse des parties constituantes du sang, *et vice versâ.*

Une légère diminution de l'eau dans le sang peut avoir lieu par la privation des aliments, la diète en l'absence de la fièvre, les maladies aigües au début...

Sa quantité augmente beaucoup, au contraire, dans la diète prolongée, les pertes sanguines notables, les flux considérables, les diarrhées de longue durée. Un phénomène physiologique très-remarquable, toutes choses égales d'ailleurs, c'est que l'introduction d'une très-grande quantité d'eau dans l'économie ne peut augmenter celle du sang, ce dernier liquide ne pouvant devenir plus aqueux que pour un temps très-court. Et, chose surprenante, si l'on injecte ce même liquide dans les veines, de pareils résultats ont lieu. Aussi, comme le dit M. Andral, la mort ne tarde pas à arriver si l'on pousse les expériences trop loin, mort qui s'explique par les altérations du sang.

2° *Globules.* — Les globules sont des corpuscules lenticulaires qui ne se dissolvent pas; composés de deux matières, l'une l'hématosine rouge, l'autre la fibrine. — Il est permis de croire qu'ils restent à l'état physiologique dans la goutte, à moins qu'il n'y ait pléthore ou ictère, et encore, dans ces deux circonstances, le fait n'existe pas toujours.

La diminution des globules peut se montrer chez les individus affaiblis par la saignée, par l'âge, par la souffrance, par l'abus des purgatifs, par le tempérament lymphatique exagéré.

Fibrine — se montre sous forme de filaments grisâtres, élastiques, tenus en dissolution au moyen de la soude, de la potasse.

La diminution de la fibrine est plus rare que son augmentation, et sa consistance est très-modifiable.

L'augmentation en est fort remarquable dans les phlegmasies, proprement dites, comme MM. Andral et Gavarret l'ont démontré. Ce phénomène est surtout frappant dans le rhumatisme aigu, dans la goutte, principalement, si elle est inflammatoire. Il n'est pas douteux que, dans ce cas, l'albumine du sang se ne transforme en fibrine.

A ce sujet on a invoqué l'élévation de la température dans la fièvre inflammatoire.

Qu'il me soit permis de faire observer que dans ces circonstances la sueur, qui est un principe acide, de même que les urines, étant le plus souvent supprimée, le sang doit se trouver promptement saturé d'acides qui neutralisent l'influence de la soude et de la potasse, dont les effets sont de rendre le sang moins compact.

La fibrine diminuera, au contraire, dans les états adynamiques. Dans la fièvre typhoïde, la variole, la rougeole, la scarlatine... Ainsi, dans ces circonstances, le sang devient plus liquide, de même que chez le goutteux; il est plus épais par une raison inverse.

Dans la goutte, en effet, on a reconnu que le sang est plus épais parce que la fibrine prédomine, sinon en quantité, du moins en qualité., c'est-à-dire que les alcalins s'y combinent en trop faible proportion.

Quand les anciens voulaient établir les bases de l'humorisme sur les altérations du sang, déjà ils disaient que dans les fièvres putrides il y avait excès d'alcali. Du reste, il est certain que la liquidité du sang tient plutôt à un excès d'alcali qu'à une trop grande quantité d'eau dans sa composition. Cette circonstance a été prouvée, par M. Frémy, dans ses analyses du sang des scorbutiques.

Albumine. — Les chimistes regardent l'albumine comme l'équivalent de la fibrine. Cette substance est soluble dans les alcalis, et les composés qu'elle forme avec les acides sont semblables à ceux de la fibrine. Aussi, M. Guibourt pense-t-il que l'albumine liquide est de la fibrine tenue en dissolution au moyen des alcalins des liqueurs qui la contiennent ou seulement par l'influence vitale qui a présidé à sa formation. Dans cet état de dissolution, elle est plus apte à la nutrition des parties dans lesquelles la fibrine ne peut pénétrer par son épaisseur.

L'albumine se coagule sous l'influence de la chaleur et de tous les acides, à l'exception des acides acétique et oxalique.

Je ne m'occuperai pas, en détail, des autres matières contenues dans le sang, n'y voyant pas d'utilité, pour ce qui nous regarde. Qu'il me suffise de noter, contrairement à ce qui avait été annoncé, que si la bile ne peut s'y rencontrer, en nature, du moins des éléments autres que le pigment peuvent y être trouvés dans certaines circonstances et en quantité assez notable. La cholestérine, par exemple, le savon animal formé d'oléate, margarate, stéarate de soude y ont été observés, surtout dans le cas d'arrêt du cours de la bile.

On rencontre dans le sang des goutteux les acides urique, phosphorique, lactique etc, en excès et c'est chez eux la principale cause de leur maladie. Mais il ne faut pas croire que ces acides y soient à l'état libre. Ils s'y trouvent combinés à la soude surtout. Celle-ci s'y rencontre alors en quantité inférieure relativement. Par conséquent, la soude libre diminuant en plus ou moins grande quantité l'albumine, la fibrine et même la matière colorante du sang doivent perdre de leur liquidité. Qu'on ne s'étonne donc pas que le sang des goutteux soit plus épais qu'il ne le doit être. Il le serait moins si, chez eux, l'abondance des sueurs et des urines enlevait à ce liquide plus d'acides qu'il n'en perd habituellement.

Influence de l'âge sur le sang. — Le sang de l'enfant est moins riche en globules et en albumine que celui de l'adulte. Au-dessus de trente ans, la cholestérine y augmente. De cinquante à soixante-six ans la fibrine est un peu diminuée ; et la cholestérine est augmentée plus que dans l'âge mûr.

Influence de l'alimentation. — Sous l'influence d'une alimentation peu réparatrice, il y a diminution des globules du sang, diminution peu importante d'albumine. La fibrine n'en éprouve pas de modification ; mais il est probable qu'une nourriture azotée en élève la quantité. Le chlorure de sodium diminue notablement, dans cette circonstance, tandis que l'on remarque que la graisse augmente dans des proportions sensibles. A quoi tient ce phénomène ? Probablement à la résorption du tissu graisseux.

Influence des phlegmasies sur le sang. — Les globules diminuent et la fibrine augmente en proportion de l'intensité de l'inflammation, et cela surtout dans le rhumatisme, la pneumonie... Dans ce cas, la saignée n'a d'influence que quand la phlegmasie diminue. La saignée doit avoir de l'effet, si elle est très-abondante.

Dans les phlegmasies, la cholestérime augmente, ainsi

que le savon animal. Tandis que le chlorure de sodium,
les sels alcalins solubles, l'albumine, ainsi que le sérum,
diminuent.

COROLLAIRES DES SEPT CHAPITRES PRÉCÉDENTS.

Ce n'est pas sans intentions sérieuses, que je me suis
livré aux études exposées dans les sept chapitres pré-
cédents. Ce n'est pas pour jeter un vain reflet de science,
aux yeux de ceux qui me liront. Non ; c'est pour en tirer
des conséquences frappantes, au sujet de la nature de la
goutte. Elles trancheront, je l'espère, le nœud gordien
de cette cruelle affection, inexpliquée aux gens du
monde. Si, sans ce préambule, je venais bâtir une théorie
sur la nature de la goutte, on pourrait fermer mon livre
et dire : Théorie que tout cela. Mais non ! c'est par la
pratique, c'est après de nombreuses observations, que
j'ai vu l'importance d'interroger quelques grandes fonctions de l'économie, pour comprendre la goutte, pour en
expliquer les mystères et pour la traiter avec connaissance
de cause. C'est, en effet, après une foule de recherches
pratiques et théoriques, que je me suis décidé à écrire
sur une maladie qui de tout temps a éveillé la sagacité
des médecins. Qu'on ne s'y trompe pas, je ne don-
nerai rien au hasard en traçant la nature de goutte. Alors,
nous n'aurons plus qu'un pas à faire pour arriver à un
traitement rationnel. Arrêtons-nous donc aux conséquences qui vont suivre.

Il résulte de l'étude des sécrétions dont nous nous
sommes occupés que celles-ci se divisent en : sécrétions
acides et sécrétions alcalines.

Les premières sont celles de la peau, des reins et de la
muqueuse digestive qui comprend : la chymification, la

chylification et la défécation , en même temps que les sécrétions salivaires, celle du pancréas, des follicules, des intestins.

Les secondes sont celles du foie, des testicules, des membranes muqueuses en général, auxquelles nous ajoutons les sécrétions muco-purulentes, et purulentes proprement dites.

Ensuite nous nous occupons du sang, dont la composition est si modifiable, suivant l'activité, en plus ou en moins, des sécrétions acides et alcalines.

· ÉTUDE DES FONCTIONS :

DE LA PEAU. — En montrant par quels intermédiaires l'enveloppe dermoïde fonctionne, nous avons voulu signaler l'importance que nous attachons à sa vitalité, à l'activité de sa circulation capillaire.

Chez le goutteux, la peau, quoique lisse et douce au toucher, est néanmoins épaisse. Ce vaste organe d'exhalation et d'absorption est chez eux, pour ainsi dire, inerte dans l'intervalle des accès de leur maladie; elle est sèche, froide, l'épiderme s'en détache sous forme de furfures; chez l'homme en santé, la sueur, produit de la sécrétion cutanée, est acide. Chez les goutteux quand elle se fait, elle est neutre, si, le plus souvent, elle n'est pas alcaline. Et quand ces derniers éprouvent des sueurs acides abondantes, c'est que leur maladie se juge passagèrement par une crise.

La transpiration la plus considérable dans les vingt-quatre heures est de 2 kilo 500 grammes ; la moins abondante de 580 grammes.

En admettant que cette sécrétion de 580 grammes par jour, soit celle qui ait lieu habituellement et en songeant que chez le goutteux elle est toujours diminuée d'une manière notable, il sera facile de comprendre combien, après un temps très-court, le manque de transpiration suffisante peut lui être préjudiciable ; surtout si l'on veut tenir compte de la composition chimique que nous avons donnée de la sueur, surtout, encore, si l'on veut ne pas oublier que le goutteux, dans l'intervalle de ses accès, rend des sueurs à peine acides, le plus souvent neutres ou alcalines.

Immédiatement après le repas, la transpiration cutanée diminue. La constipation produit le même effet, de même qu'un état inflammatoire bien déclaré ; la sécheresse de l'atmosphère, favorise la transpiration, autant que son humidité lui est contraire.

La chaleur sèche est un puissant agent de transpiration. La chaleur humide l'est moins. Le froid sec est médiocrement favorable à cette excrétion ; le froid humide, l'est beaucoup moins.

La lumière est avantageuse à la sécrétion de la sueur, l'insolation l'est bien davantage encore.

Moins la pression atmosphérique est forte, plus la transpiration est facile.

Souvent quand la peau fonctionne mal, les reins suppléent à son défaut d'activité. Mais, chez les goutteux, les reins sont entachés du même vice.

De la digestion. — On peut réduire les effets de la digestion à la formation du chyle et à l'expulsion du résidu usé de cette fonction.

Le chyle étant moins acide que le sang, faire beaucoup de chyle, c'est-à-dire manger beaucoup, c'est jeter dans le sang, une plus grande quantité d'acide qu'il n'en contient.

Les excréments étant neutres, devraient n'avoir aucune influence sur l'équilibre entre les sécrétions acides et alcalines de l'économie. Mais, chez les goutteux, il n'en est pas toujours ainsi, leurs excréments sont souvent alcalins. Une alimentation abondante procurant beaucoup de matières fécales peut donc être pour le goutteux un motif qui désalcalise les liquides de l'organisme.

Disons en passant que les alcalins qui arrivent à la surface de la muqueuse digestive lui viennent des différentes espèces de salive, du pancréas, du foie, des follicules muqueux qu'elle contient en grand nombre, de la lymphe.

De la sécrétion urinaire. — L'urine est acide dans son état normal.

La quantité d'eau dans l'urine est en raison de celle ingérée dans l'estomac.

Les principes de l'urine augmentent dans celle sécrétée, par une nourriture abondante et azotée, par l'ingestion d'une grande quantité d'eau dans l'estomac.

Mais la diminution de ces mêmes principes est plus fréquente que leur augmentation, toutes choses égales, d'ailleurs. Les goutteux en offrent une preuve frappante surtout ; car leurs urines sont moins acides dans l'intervalle de leurs accès. Souvent elles ne le sont pas du tout. Je les ai vues bien des fois alcalines.

L'urée ne provient pas des aliments. L'acide urique étant le produit de la combustion de l'urée par l'oxygène de l'air, et les poumons fonctionnant bien en général chez les goutteux, il est probable qu'ils doivent leur acide urique, en grande partie, au défaut d'oxygénation de leur peau. L'acide urique augmente dans un accès de colère, par le défaut de la transpiration cutanée, les excès de table, les phlegmasies, les douleurs de la goutte.

DE LA SÉCRÉTION BILIAIRE. — Le suc biliaire est franchement alcalin. La bile concourt, non-seulement aux phénomènes de la digestion, mais encore, par le système de la veine porte, le sang s'y alcalise largement. Favoriser la sécrétion du foie doit donc modifier puissamment la qualité du sang. Chez les goutteux, cette sécrétion est très-active en général.

DE LA SÉCRÉTION SPERMATIQUE. — La liqueur séminale est alcaline à un haut degré. Si ses pertes sont abondantes et fréquentes, elles désalcalisent considérablement le sang, lui enlèvent surtout une grande quantité de soude. On sait combien son émission, trop souvent répétée, produit des désordres notables dans les fonctions sensoriale, digestive, urinaire et cutanée.

Des mucus, du muco-pus, du pus. —Ces trois sécrétions sont alcalines, et leur abondance ne peut que désalcaliser le sang.

DU SANG. — Nous avons montré que sa composition modifiée peut porter des troubles plus ou moins prononcés dans tout l'organisme.

Une grande quantité d'eau introduite dans le sang ne peut augmenter celle de ce liquide que pour un temps très-court; elle augmente, par la diète prolongée; sa proportion dans le sang est en raison inverse des autres parties constituantes de celui-ci.

Les globules restent à l'état physiologique dans la goutte, à moins qu'il y ait pléthore, et encore pas toujours. Leur diminution a lieu par la saignée poussée trop loin, par l'abus des purgatifs, par le tempérament lymphatique exagéré.

La fibrine est tenue en dissolution par la soude et la

potasse. La consistance de la fibrine augmente beaucoup dans la goutte. Et c'est parce que la soude diminue dans le sang des goutteux , que la fibrine y est plus épaisse.

La liquidité du sang tient plutôt à son alcalinité qu'à la quantité d'eau qu'il peut contenir. D'où l'on peut conclure que le sang des goutteux est plus épais que dans l'état normal.

L'albumine éprouve les mêmes effets que la fibrine par la diminution des alcalins du sang.

Au-dessus de trente ans, la cholestérine augmente. Une alimentation peu réparatrice n'a pas d'influence sur la fibrine. Il est probable que trop azotée , elle l'augmente; mais elle diminue le chlorure de sodium.

Les phlegmasies et la goutte, en particulier, augmentent la fibrine. Dans celles-ci, la cholestérine augmente; mais le chlorure de sodium , les alcalins solubles , l'albumine , ainsi que le sérum , diminuent.

RÉFLEXIONS QUI CONDUISENT A LA CONNAISSANCE DE LA NATURE DE LA GOUTTE.

Un fait qui me paraît bien digne de remarque, c'est que la goutte ou plutôt les crises qu'éprouvent les goutteux n'éclatent que d'accès en accès. Elle est en quelque sorte une affection intermittente , surtout dans les débuts de ses manifestations. Les malades , en effet, ne ressentent ses atteintes d'une manière non interrompue, qu'à une période avancée de son drame. Cependant cette maladie qui, par son genre de douleur, rappelle, pour ainsi dire, souvent, les atroces convulsions , les tortures de la question , peut ne se manifester chez certaines personnes que par des déformations articulaires, presque à leur insu.

Quand les douleurs de la goutte existent, elles ne cèdent de leur violence qu'alors que le patient qui les endure, rend des sueurs acides en grande abondance et des urines de même qualité, en même temps qu'un gonflement plus ou moins évident s'est montré dans la partie souffrante. La goutte serait donc le résultat d'un excès d'acides dans les liquides de l'économie? Telle est notre opinion sur la nature de cette maladie.

Chez les goutteux, l'équilibre est rompu entre les sécrétions acides et les sécrétions alcalines; que les premières soient paresseuses et les secondes normales ou trop actives; ou bien que, les premières restant normales, les secondes soient trop actives. Il me paraît très-judicieux, en effet, de rapporter cette affection chez ceux qui en sont atteints, d'une manière presque exclusive, à un vice facile à saisir dans les fonctions cutanée et urinaire. Quand un goutteux vient aux eaux de Vichy, il sait déjà qu'il y arrive pour neutraliser ses acides. Et il a bien raison, car il exprime ainsi, sans s'en douter, la nature de sa maladie. Me faudrait-il donc regretter, de n'avoir pas dit, en commençant, que la goutte est une erreur d'assimilation ou que des principes azotés chez les victimes de cette affection ont pris une fausse direction? Non! mille fois non! pour ne pas rester dans l'ornière du passé, pour sortir en un mot de l'usage des purgatifs qui ont tant estropié de goutteux; pour empêcher l'action immodérée des préparations de colchique, lesquelles disséminent la goutte dans tout l'organisme, en font une maladie plus constitutionnelle encore, jettent les malades dans l'épuisement, presque dans l'hébétude, à la longue.

Cette erreur d'assimilation, dont on voudrait faire une condition *sine qua non* de la goutte, est une hérésie en y réfléchissant. Elle devrait se trouver chez la femme, comme chez l'homme, chez l'enfant comme chez le vieillard. Car leur assimilation aux uns comme aux autres est sujette aux mêmes erreurs aussi bien que les règles de leur hygiène. Tous sont entourés des mêmes causes, parfois et à tout instant; et cependant, au milieu de celles-ci, on ne rencontre, presque toujours, frappés de la maladie qui nous occupe que des hommes; hommes atteints à peu près à la même époque de leur existence; hommes à peu près du même tempérament, à peu près de la même constitution physique. Pourquoi donc cette prétendue erreur d'assimilation aurait-elle besoin de toutes ces circonstances? Demandez d'un autre côté à à ceux qui se sont entêtés à faire une diète lactée ou végétale, s'ils se sont guéris! Non! tous vous diront qu'ils se sont épuisés par un régime trop austère; qu'ils se sont perdu l'estomac et que pourtant il n'en souffrent pas moins. Beaucoup vous diront de plus qu'ils ont usé des purgatifs avec une aveugle confiance et que néanmoins ils n'ont que plus souffert. Ils vous montreront leurs membres déformés, courbés sous le poids de leurs douleurs; et cependant ils prendront encore, avec la même naïveté, ces prétendus spécifiques qui ne les contentent que parce qu'ils les purgent. Pauvres gens, qui se sont traités et se traitent toujours sans raison! Mais, c'est vrai, ils sont conséquents avec ce qu'ils savent. La goutte est une humeur; donc, il faut se purger pour la chasser. Pour nous, laissons l'empirisme de côté et faisons comprendre cette maladie pour la traiter. Sous ce rapport, nous ne surprendrons la bonne foi de personne, car nous ne voulons pas de cet axiome : *Vulgus vult decipi, decipiatur.*

Mais comment se fait-il, d'après ce que nous avons dit plus haut, que dans l'intervalle de leurs accès les gout-

teux ne voient pas leurs sueurs acides, pas plus que
leurs urines? Comment se fait-il, surtout, que ces deux
liquides soient moins acides que chez les personnes qui
jouissent d'une bonne santé? C'est que, chez les premiers,
la peau et les reins, qui sont les organes sécréteurs acides
par excellence, ne fonctionnent pas d'une manière suffisante. Avant de dire pourquoi et comment, j'ai besoin
d'en finir avec une question capitale au point de vue du
traitement de la goutte. Celle de savoir de quelle manière
on doit interpréter la sécrétion acide du tube intestinal.

La membrane muqueuse de celui-ci est chargée d'une
sécrétion acide d'une manière recrémentitielle et excrémentitielle tout à la fois. C'est-à-dire qu'une partie de sa
sécrétion acide repasse dans le sang, et que l'autre est
rejetée sous forme de résidu usé de la digestion. Dans
l'un et l'autre cas, des substances alcalines se combinent
aux acides du tube digestif. Dans le premier, c'est après
avoir concouru à former le chyle qu'ils arrivent dans le
sang, lequel chyle est toujours plus acide que le sang
lui-même. Dans le second, c'est sous forme d'excréments
qu'ils sont expulsés du canal intestinal, et l'on sait que
les excréments sont neutres, si, le plus souvent, ils ne
sont pas alcalins, chez le goutteux principalement.

D'où il suit que manger beaucoup, c'est-à-dire faire
beaucoup de chyle, c'est acidifier le sang; et que, forcer
les évacuations alvines, c'est priver l'économie de principes alcalins. Nous avons déjà eu l'occasion de le dire,
du reste.

Sans doute quelquefois, au début d'un accès de
goutte, l'estomac rejette des matières acides et très-
irritantes. Sans doute, des selles de même nature peuvent
avoir lieu en même temps. Alors, il semblerait que
l'indication de donner un éméto-cathartique soit toute
tracée. Oui, si l'on avait à sa disposition des vomitifs

et des purgatifs à déjections acides seulement. Malheureusement, ces médicaments n'existent pas encore dans la matière médicale. On ne peut faire vomir ou purger par le bas sans provoquer, en même temps que les sécrétions acides, les alcalines avec plus ou moins d'énergie. Le seul purgatif à acide est le suc acide lui-même., quand il est sécrété d'une manière anormale à la surface interne d'une certaine portion du tube digestif. Celle-ci ne peut le supporter longtemps en contact avec ses parois sans le rejeter au-dehors. Qu'on ne craigne donc pas qu'il soit résorbé. Mieux vaut le neutraliser sur place, pour que, s'il n'est pas expulsé naturellement, il ne fasse appel aux sécrétions alcalines qui sont, dans ce cas, ses seuls antidotes. Tous nos calmants, en effet, n'arrêtent jamais les aigreurs de l'estomac, pas plus que les selles acides, du reste, du tube intestinal. Il faut toujours leur adjoindre des poudres absorbantes afin que leur effet se fasse heureusement sentir. Il est un cas dans lequel les vomissements et les selles acides peuvent continuer quand même, c'est quand il y a phlogose du tube digestif. Et c'est souvent par l'emploi réitéré des purgatifs, qu'on arrive à de pareils résultats. Peut-on désirer ceux-ci ? La réponse est facile. Il est certain que si on ne les produit pas sur le champ, tôt ou tard, on le fera, et alors le goutteux, qui aura été la victime d'une semblable médication, aura une maladie de plus, maladie dont la gravité ne sera pas équivoque ; maladie qui sera sans cesse un appel à de funestes rétrocessions. Car il ne faut pas s'y tromper, on ne peut abuser de l'action d'un organe sans l'exposer à des désordres inflammatoires, à moins qu'il ne tombe dans l'atonie la plus profonde. Ce dernier résultat n'aura jamais lieu pour la muqueuse gastro-intestinale : quand on l'irritera aussi souvent que la goutte se reproduira, elle s'enflammera d'une manière aiguë ou chronique.

Indépendamment des propres lésions du tube digestif, que se passera-t-il? La libre action de la peau, celle des reins seront enrayées. Ces organes perdront de plus en plus de leur énergie. Cette peau, qui, au besoin, pourrait donner cinq litres de transpiration dans les vingt-quatre heures, cette peau, dis-je, se desséchera, se durcira; ses fonctions seront tellement anéanties, qu'elle deviendra froide et que son épiderme se détachera sous forme d'écailles furfuracées. Et celui qui sera porteur de pareils désordres sera un vieillard de bonne heure : rides, décoloration des tissus, perte de ses cheveux, atonie générale, affaissement physique et moral, tout annoncera chez lui une caducité anticipée. En même temps, la goutte marquera ses effets avec une puissance de plus en plus grande.

De leur côté, les urines, plus rares, seront plus irritantes; elles laisseront déposer leurs sels dans leurs organes sécréteurs, pour constituer la gravelle. Toute l'activité vitale de l'organisme, en un mot, semblera se concentrer sur la muqueuse intestinale irritée.

On doit comprendre, déjà, que nous ne dirigerons pas notre traitement d'une manière exclusive vers la cavité digestive; que nous ne voudrons pas la faire responsable de toutes les souffrances des goutteux; car alors notre but serait manqué. Nous ne voulons pas de ce traitement qui calme par de fatales dérivations et qui ne peut être continué sans user les malades, sans les conduire à la décrépitude.

Nous aurons besoin, il est vrai, de porter une partie de notre médication contre la goutte, sur les reins et la peau, par l'intermédiaire du canal intestinal; mais nous le ferons avec circonspection.

La peau est sujette à de grandes modifications en sa qualité de membrane absorbante et exhalante. Après

trente ans, dans l'espèce humaine, elle tend vers l'affai-
blissement de cette double faculté. Mais c'est surtout chez
l'individu prédisposé, par sa propre organisation, à la
goutte, que ce phénomène se montre dans toute son évidence. Chez lui, l'enveloppe dermoïde charge de bonne
heure les reins de suppléer à sa fonction exhalatoire.

Les organes de la sécrétion urinaire peuvent bien, pendant un certain temps, redoubler d'énergie à cet effet ;
mais il arrive un moment où ils cessent tout à coup de le
faire et même de remplir leur propre fonction comme ils
le doivent, car ils ne tardent pas eux-mêmes à n'avoir
plus la puissance d'extraire du sang les éléments qui sont
du ressort de leur élaboration. Ils n'en digèrent en quelque sorte que les parties les moins réfractaires, et les
urines qu'ils forment cessent d'être normales, d'être
acides. C'est alors que la goutte éclate; et si l'Hippocrate
anglais a dit, en lui attachant un autre sens, que la goutte
est un accès de colère, nous pouvons dire, nous : « Oui,
cette maladie est un accès de colère de la peau et des
reins, colère qui retentit souvent, par les plus cruelles
douleurs, sur le tissu fibreux des articulations ou sur toute
autre partie pourvue de tissus semblables. »

Des organes aussi importants que ceux dont nous venons de parler ne peuvent manquer, à la fois, sans que
l'économie entière n'en éprouve un profond retentisse-
ment. Alors la peau devient le siége d'une acidité qui
augmente de jour en jour, en même temps que le sang
surchargé de sels acides va porter le trouble dans tout
l'organisme; et un pareil état ne cessera ou du moins ne
se calmera, que lorsque la peau et les reins, surexcités
enfin par un sang par trop acide, se seront réveillés
de leur atonie pour donner issue à des sueurs et à des
urines acides.

Nous l'avons dit, en effet, la goutte est une imprégnation toute particulière de l'organisme, imprégnation qui ne peut se dissiper ou diminuer que par une crise pareille. Mais malheureusement, après un accès de cette maladie, un autre se préparera plus ou moins lentement, pour éclater avec ou sans douleur parfois. Dans ce dernier cas, la crise sera inappréciable pour le goutteux, de même que les concrétions de ses articulations se formeront sans qu'il s'en doute.

Car les lésions anatomiques dont nous avons déjà parlé peuvent n'être que les seuls effets appréciables de la redoutable affection qui nous occupe ; la douleur n'étant pas son agent inséparable. La peau et le sang sont, en effet, le siége de son principe, de son essence. Que cette essence soit constituée par l'acide urique, phosphorique, carbonique ou sudorique, etc., lesquels peuvent être à l'état libre ou de combinaison, dans la première, mais, toujours sous cette dernière forme dans le sang, ce sont eux qui, dans la goutte provoquent crise sur crise, pour que leur élimination ait lieu. En même temps que des concrétions se préparent de nature variée, les reins pourront conserver plus particulièrement l'acide urique qui, quelquefois, sous forme de sable fin et rouge, s'échappera à la faveur d'une diurèse abondante. Il pourra se faire aussi, que cet acide se concrète sous forme plus ou moins volumineuse, dans les tubes urinifères des reins, descende dans les bassinets où s'il ne séjourne pas, il tombera dans la vessie en traversant rapidement ou lentement les urétères. La gravelle existera en un mot ; affection qui accompagne souvent la goutte, mais peut exister sans elle.

Voila nos idées théoriques sur la formation de la goutte, et je ne crains pas de le dire, la pratique leur donne raison. On pourra me demander pourquoi cette maladie débute par le gros orteil, le plus souvent, pour ne pas dire constamment? Pourquoi ces apoplexies., ces viscéralgies goutteuses ? Pourquoi ces gouttes anomales, remontées, rétrocédées ? Pourquoi la goutte se porte sur le cœur, sur les poumons, les séreuses, etc. ? Pourquoi elle peut s'étendre à tout l'organisme enfin ? Ce n'est pas pourquoi, qu'il faut dire ; c'est comment.

Nous avons admis, chez les goutteux, une surcharge lente de la peau et du sang par les acides qui ne peuvent être expulsés au fur et à mesure qu'ils se forment. Sitôt que ceux-ci sont en contact avec les tissus fibreux, il s'établit une combinaison chimique entre ces acides et les différents sels qui entrent dans la composition des capsules fibreuses et des ligaments articulaires, et, bien plus tard, avec ceux des os, des cartilages et de la synovie. On sait que ce liquide peut transsuder à la surface externe de la capsule.

Ce qui mérite d'être pris en considération, c'est que les douleurs de la goutte n'ont lieu que dans des tissus où la souffrance n'existe qu'alors que des agents chimiques puissants, tels que des acides, les attaquent avec énergie, ou bien encore, quand des violences extérieures ont vaincu leur élasticité naturelle. Y a-t-il des douleurs aussi poignantes que celles de l'inflammation des tissus fibreux, que celles de l'entorse, de la tension d'une aponévrose enflammée? Et tous ces tissus ne sont pas sensibles dans leur état physiologique! Oui, il y en a : celles de la goutte.

D'après ce que nous venons de dire, on est forcé de convenir que la douleur de la goutte est causée par le contact des acides de la peau avec les tissus fibreux des articulations plus particulièrement. C'est pour ce motif que cette affection débute presque toujours par l'articulation metatarso-phalangienne du gros orteil. Là, en effet, la peau se trouve immédiatement appliquée sur les fibres articulaires sans l'intermédiaire d'un coussinet graisseux. Et quand la douleur goutteuse cesse, c'est qu'un gonflement est venu produire l'isolement entre ces tissus. Quelle explication pourrait renverser cette observation de tous les jours? Je n'en vois pas; à moins que chacun ne veuille donner son mot sur la nature de la goutte, en ne tenant compte d'aucun raisonnement.

La douleur se montre toujours où elle a le plus de chance de se développer. Voyons ce qui se passe dans une atteinte de goutte le plus souvent. Le gros orteil est frappé. Si sur celui-ci on applique une compresse d'eau froide, on verra la douleur se porter sur le doigt opposé; si l'on continue l'application de ce moyen, elle remontera au talon, le contournera pour aller, dans la direction du tendon d'Achille, sur ceux qui traversent la partie antérieure de l'articulation tibio-tarsienne; ensuite, elle remontera au genou, puis sur la face externe du grand trochanter. Au membre supérieur, elle affectera la même prédilection pour les parties où la peau est le plus immédiatement appliquée sur les tissus fibreux; et toujours elle ne cédera qu'autant que le gonflement se sera produit. Ce phénomène est tellement indispensable à la cessation de la douleur ou tout au moins à sa diminution, que, par instinct, les goutteux ne peuvent se reposer que dans un lit fait de telle sorte que leurs pieds soient plutôt en pente que sur un plan horizontal. Je connais des goutteux qui font eux-mêmes leur lit à cette fin quand ils voyagent. J'en connais un autre qué la goutte tourmente sans cesse dès qu'il est dans son lit, s'il n'a pas eu la précaution de se passer un traversin épais sous les jarrets de manière que ses pieds soient presque perpendiculaires. Quand il souffre des membres supérieurs, il les tient pendants hors de son lit.

N'est-il pas remarquable que le premier accès de goutte

débute presque constamment entre deux et trois heures du matin chez celui qui s'est couché à dix heures du soir? C'est qu'à ce moment ses pieds ont perdu leur turgescence de la fatigue de la veille; de telle sorte que la peau en est plus exactement en contact avec les fibres articulaires. C'est en même temps à cette heure que la transpiration cutanée est le moins prononcée.

Maintenant, nous avons dit que dans le sang comme dans la peau résident les vrais principes de la goutte. Est-il donc étonnant que le sang porte cette maladie ailleurs que sur les articulations? Mais, quand ce fait a lieu, la peau et les reins refusent d'être les acteurs de la crise dont l'économie a besoin. C'est pour cela que les répercussions de la goutte sur les principaux organes de notre économie peuvent être si terribles dans leurs conséquences. Mais, qu'on le remarque bien surtout, ces phénomènes se montreront toujours de préférence là où le réseau artérioso-veineux se rapprochera le plus, par sa contexture, de celui qui existe sous l'épiderme et dans la peau. Ai-je donc eu tort de m'attacher à la sécrétion de la sueur, en tant que due au système artérioso-veineux, comme appareil d'exhalation?

Est-il difficile d'admettre, maintenant, pourquoi l'apoplexie est si fréquente chez les goutteux; apoplexie qui tue comme la foudre? C'est elle qu'on désigne sous le nom de séreuse, de nerveuse si souvent... Qu'on l'appelle apoplexie acide, on fera mieux. Celle-ci se fait autour des circonvolutions cérébrales, surtout à la surface interne de la pie-mère, de la choroïde, partout enfin où le système artérioso-veineux se termine, comme nous l'avons déjà dit. C'est pour cela encore que la goutte pourra se porter facilement sur les plèvres, sur le péricarde, les poumons, les membranes muqueuses, etc.

Aujourd'hui que cette maladie devient si commune par

les erreurs ou l'oubli des règles de l'hygiène, peut-on être surpris que l'apoplexie le soit également? Peut-on douter même que cette dernière ne se développe, chez un sujet, sous l'influence de la goutte, alors qu'il n'en aurait pas éprouvé d'atteinte antérieurement? Voyez ce qui se dit tous les jours autour de nous: « C'est étonnant! M. un tel est mort d'apoplexie ; il n'était pourtant pas trop replet, il avait le teint pâle, etc ; tandis que l'on voit des personnes pléthoriques, mangeant bien , buvant de même, dormant la grasse matinée, comme on l'exprime vulgairement, qui arrivent à un âge avancé. » Oui, mais chez ces derniers les fonctions cutanées et urinaires s'exécutent bien ; elles suffisent à tout, comme leur estomac ; tandis que, chez les autres, ces mêmes fonctions sont inertes.

Décidément, plus j'y réfléchis, plus je vois qu'il y a beaucoup à observer au sujet de l'apoplexie en général. Quelle lacune dans la science à son sujet ! Pourquoi l'anatomie pathologique , aidée de la chimie, n'a-t-elle pas donné des renseignements précis sur l'apoplexie goutteuse ou séreuse, si on le veut ? Pourquoi ?... Peut-être parceque cette maladie est plus fréquente chez les gens du monde que dans les hôpitaux. Toutefois, le traitement ne peut être le même dans toutes les apoplexies, sans constituer une faute grave en médecine.

Je crois avoir nettement établi la nature de la goutte. Peu m'importe donc de n'avoir pas dit avec Hippocrate et Galien que cette maladie est causée par une pituite, par la bile qui se porte sur les tissus fibreux ; avec Paul d'Egin , qu'elle dépend d'humeurs superflues, de faiblesse des articulations ; avec Hoffmann, d'un spasme névro-tendineux qui déchire les ligaments ; avec Sydenham , d'un défaut de coction des humeurs ; avec Barthez, d'un état particulier des humeurs ; avec Sœmmering, Musgrave, Alart,

Guilbert, d'une maladie genérale du système lymphatique; avec Broussaïs enfin, d'une névro-arthrite!... Non! La nature de cette affection, je l'ai donnée; elle dépend d'un excès d'acide dans l'économie. Mieux vaudrait peutêtre encore dire d'un défaut d'équilibre entre les liquides acides et alcalins.

DIAGNOSTIC. — Je ne poserai pas le diagnostic de la goutte. Il se résume dans la nature même de la maladie. Un premier accès pourra bien en imposer au malade. Un médecin expérimenté la soupçonnera souvent, s'il ne la reconnaît sur le champ.

PRONOSTIC. — La goutte est une affection bien fâcheuse, presque incurable. Son pronostic dépend d'une foule de circonstances que nous ne pouvons énumérer; il est dans ce que nous avons dit de cette maladie. Mais que le goutteux se rassure; s'il veut se tracer, au plus tot, les règles de l'hygiène qui lui convient, il peut ne pas trop souffrir et atteindre un âge avancé. Malheur à lui cependant, s'il méconnaît les exigences de sa maladie; malheur à lui, s'il se traite d'une manière empirique et irrationnelle; car il marchera rapidement vers cette cachexie de souffrances, de décrépitude, dont nous avons parlé. Il conduira sa maladie vers ces rétrocessions qui peuvent attaquer des organes dont les fonctions ne sauraient être longtemps troublées, sans que le principe de la vie ne soit anéanti.

Messieurs les goutteux, traitez-vous dans le présent, traitez-vous pour l'avenir. Sachez souffrir au besoin; n'ayez pas qu'un but, celui d'abattre la douleur, quand elle est rendue. Malheur au médecin, qui ne se proposerait que cette fin !

TRAITEMENT. — Nous l'avons déjà dit , la goutte n'est pas curable, dans toute l'acception du mot. Mais un traitement palliatif , dirigé contre cette cruelle affection, pendant et dans l'intervalle de ses accès , peut en faire oublier presque l'existence, à la condition qu'on s'y soumette avec persévérance. C'est dans ce but, on va le voir, que nous multiplierons nos moyens d'action. Mais en le faisant nous remplirons une indication importante. Loin de fatiguer l'organisme nous en augmenterons la vitalité.

Nous avons tout fait, jusqu'à présent , pour être conséquent avec le traitement que nous voulons poser en principe. Nous avons poussé les causes de la goutte, jusque dans leur dernier retranchement. Et , c'est pour cela , que nous agissons avec connaissance de cause. Nous n'avons pas voulu qu'on nous crût sur parole. Aussi ne nous verra-t-on pas citer les passages de tel ou tel prôneur sur les vertus de tel ou tel médicament. *Tot capita tot sensus.* Nous avons fait un travail sur la goutte , à l'usage des gens du monde, pour qu'ils la comprissent avec nous. Que ceux qui partageront nos sentiments marchent donc dans la voie que nous leur tracerons. Ils acquerront par la suite la conviction que leur maladie ne sera pas pour eux un brevet d'impotence , et ils nous sauront gré de leur dire : Vous ne souffrirez plus , si vous êtes en garde contre votre mal. Jusqu'à ce jour , aucun traitement de la goutte n'a été assez complet pour être rationel. Pas un n'a pu être radical , que par des exceptions trop rares , si encore elles n'ont été le seul effet des efforts de la nature.

Non ! malheureusement la goutte n'est pas curable , traitons la donc avec ensemble et sans moyens perturbateurs. Et pour aller au devant de l'affection , avant tout, traçons l'hygiène des goutteux. Elle sera parfois bien utile à ceux qui, souvent, faute de direction, par dégoût, s'abandonnent aux caprices de leurs sensations.

Messieurs les goutteux, pas de dépit, pas de fausses croyances. Si vous ne pouvez refaire votre vice originel, vous pouvez en corriger les effets. Ne vous dites donc pas : peu m'importe de ne pas me plier aux exigences de l'hygiène de ma maladie, si tel médicament me soulage quand je souffre. Songez-y, ce n'est qu'un faux-fuyant que ce prétendu médicament qui vous estropie la plupart du temps, vous crée une constitution maladive, laquelle vous transforme, vous empêche de compter sur vous-mêmes, renverse toutes vos illusions et subordonne votre existence à ses effets. La goutte est votre maîtresse, n'en doutez donc pas; caressez la avec égard pour en prévenir la violence, faites-lui sa toilette tous les jours même, s'il le faut, comme vous faites celle de votre corps. Les conseils que je vais vous donner à ce sujet, du reste, ne seront pas difficiles à suivre.

TRAITEMENT HYGIÉNIQUE.

Régime alimentaire. — Disons d'abord que les goutteux devront se soumettre à une alimentation raisonnée, sans doute, mais jamais assez sévère pour faire de leur existence une suite de privations qui n'entrent pas dans leur dispositions physiques et morales. Nous nous montrerons donc de bonne composition avec eux; et si Rabelais a dit : «La gaîté vient du ventre », il ne faut pas oublier que la goutte peut en venir aussi.

La nature est riche en substances alimentaires; mais il faut que les goutteux sachent choisir celles qui leur conviennent et qu'en le faisant ils en usent avec sobriété.

L'alimentation végétale, peu en rapport avec nos goûts et nos habitudes, ne saurait être la règle des goutteux. Elle est essentiellement débilitante, atténue les douleurs, chez eux, c'est vrai, mais en leur créant un tempérament trop lymphatique, elle les dispose à la goutte chronique. En enlevant à l'organisme cette vitalité dont il a besoin, le régime végétal jette l'estomac dans l'atonie, enraye la libre action de la peau et prive celui qui s'y soumet, avec trop d'austérité, des facultés expansives, auxquelles le goutteux doit s'abandonner le plus possible.

La diète végétale, comme la diète lactée, du reste, ne peut convenir qu'aux tempéraments trop nerveux ou trop pléthoriques. D'un autre côté, il ne faut pas que les goutteux tombent dans un excès contraire. Leur régime doit être varié, de facile digestion et pas trop copieux. Les viandes rôties, celles de mouton, le gibier et toutes les viandes noires qu'ils digèrent bien leur conviennent parfaitement.

Je ne puis dire à un goutteux homme adulte et d'une bonne constitution : mangez peu et souvent. Non. Il me paraît préférable qu'il fasse habituellement deux repas suffisamment réparateurs, pour ne pas laisser l'estomac en souffrance, plutôt, que de maintenir cet organe dans un travail incessant, par une suite de repas trop fréquents. Ceux du goutteux doivent avoir lieu, autant que possible, le matin à dix heures et le soir à cinq heures, pour que sa digestion soit terminée au moment du coucher. Dans le cas où il sortirait de bonne heure, le matin, il fera bien de prendre une tasse de thé léger, surtout si l'atmosphère est froide-et humide.

Le thé, s'il n'irrite pas leur système nerveux, est très-favorable aux goutteux. On a même prétendu que c'est à son usage que les Chinois doivent d'être exempts de la goutte. Mais chez eux ce n'est pas la seule cause.

Le café, qui a été longtemps défendu aux malades atteints de la goutte, ne leur est réellement pas nuisible, s'il est assez leger pour ne pas les exposer à une trop grande exaltation nerveuse. Pris après le repas du matin, il est très-bon digestif. Il porte à la satisfaction de l'âme et à la liberté des facultés intellectuelles. Il a, comme le thé, l'avantage d'être diurétique.

Le chocolat est un très bon aliment qui convient à tous ceux qui le digèrent facilement.

Le lait est adoucissant et nourrissant, mais il affadit l'estomac. Les personnes d'un tempérameut trop lymphatique ne devraient en user que modérément.

Le fromage , le macaroni sont lourds et indigestes et, quoi qu'on en ait dit, ne doivent pas être pris en trop grande abondance.

Le poisson, en général, est un aliment léger; mais celui qui est fumé est indigeste. Le thon, le brochet, le maquereau, le saumon, la lamproie, l'anguille, etc. ne conviennent pas à tous les estomacs. Les goutteux feront bien de s'en abstenir.

Les huîtres se digèrent avec facilité , mais elles sont aphrodisiaques. Les haricots , les pois sont très-indigestes pour beaucoup de personnes, donnant lieu à des flattuosités ; tandis que les pommes de terre n'offrent pas ces inconvénients.

Les asperges , comme diurétiques, conviennent aux goutteux , mais le céleri , les épinards , l'oseille leur sont contraires, en les disposant au relâchement du ventre. La salade , les radis , le melon peuvent leur être permis, si leur estomac s'accommode bien de ces aliments. Il ne doivent manger ni navets , ni choux.

Les raisins , oranges, groseilles ne leur conviennent pas. Il n'en est pas de même des cerises , des abricots , des pêches, des nèfles. Les poires et les pommes leur sont contraires, si elles sont crues.

Parmi les vins , les meilleurs pour les goutteux sont ceux de Bordeaux et de Bourgogne , pris avec modération.

Les vins blancs, surtout ceux qui sont acides, leur sont préjudiciables. Mais la bière si elle est de bonne qualité et n'entretient pas la liberté du ventre, leur offre l'avantage d'être très-diurétique. Les liqueurs leur sont presque inutiles, tandis qu'à la suite d'un bon repas, mais sans en faire une question d'habitude, une petite quantité d'eau-de-vie de Cognac peut être prise pour faciliter la digestion.

Je n'ai pas parlé des pâtisseries et de la truffe, dont les goutteux devront se priver, le plus qu'ils le pourront.

En voilà presque assez sur le régime alimentaire de nos malades ; mais pas trop assurément. Je ne terminerai pas sans leur renouveler mes recommandations de sobriété. Ces tables somptueuses, où tout aiguise l'appétit, leur sont dangereuses à plus d'un titre.

Vêtements. — Été comme hiver, les goutteux feront bien de porter de la laine sur la peau et surtout de ne pas oublier d'en changer souvent. On conçoit facilement l'importance d'une pareille précaution. C'est surtout à la suite de transpirations abondantes, qu'ils feront bien de s'y conformer. Leur vêtement extérieur devra être large et chaud. Les pardessus ouatés forment pour tout le monde, et pour les goutteux en particulier, un vêtement très-confortable et très-sain. On sait que, d'après les expériences de Stark, les étoffes de laine blanche sont celles qui conservent le mieux le calorique ; mais on ne peut faire une loi à personne de ne porter que de pareilles couleurs. Les pardessus impénétrables sont dangereux, en ne permettant pas l'évaporation de la transpiration cutanée.

La chaussure des goutteux devra être chaude et assez aisée pour que leur marche soit le plus libre possible. Ils feront bien de ne porter que celles offrant une garniture suffisante, pour que le gros orteil soit bien soutenu, et en même temps le talon en sera plutôt élevé que bas. L'usage des chaussures en caoutchouc offre l'inconvénient de concentrer une humidité qui, en se refroidisssant, peut être très-préjudiciable.

HABITATION. — L'habitation des lieux élevés est reconnue la plus favorable à la santé, en général. Ceux-ci, surtout, s'ils sont éclairés par le soleil, doivent être choisis de préférence par les goutteux, pour en faire leur séjour habituel. On ne saurait trop leur recommander de se défier de ces appartements frais et peu éclairés qui, pendant l'été, tempèrent les effets de la chaleur et sont trop souvent recherchés, pour ce motif. Bien au contraire, ils devront choisir ceux exposés au midi, donnant sur des rues ou des cours vastes. La chambre qu'occupera le goutteux, la nuit, ne devra pas être carrelée et lavée trop souvent, surtout, si le temps est froid et humide.

LIT. — Le lit du goutteux doit être chaud. Sous aucun prétexte le malade n'y sera recouvert par un simple drap, pendant son sommeil. Il devra être large pour que l'air y circule librement. Les rideaux n'en seront pas fermés. Bien des goutteux ne peuvent reposer la nuit, si leur lit ne forme pas un plan incliné, de manière que leurs pieds soient plus bas que le reste du corps. Evidemment, c'est dans le but, presque instinctif, de conserver dans leurs extrémités habituellement souffrantes un léger état d'engorgement, de même que l'on voit beaucoup de goutteux, dans le fort de leurs accès, se tenir assis sur le bord de leur lit, les jambes pendantes. Ceux qui voyagent doivent avoir la précaution de faire bassiner leur lit avant de s'y coucher.

Exercice. — La plupart des goutteux arrivés à l'âge mûr devraient se rappeler que dans leur jeunesse ils ont mené une vie active, qu'ils ont été danseurs intrépides, chasseurs infatigables, qu'ils se sont livrés avec ardeur à tous les exercices du corps, qui leur procuraient des sueurs copieuses ; mais qu'à l'âge où tout change dans les habitudes de la vie, par une position nouvelle dans le monde, ils ont été privés tout à coup de ces avantages de la santé. La tête fatiguée par les affaires de la journée, quels exercices ont pris beaucoup d'entre eux ? Aucun ! Ne se sentant le soir à la suite d'un repas, souvent trop prolongé, que le besoin de prendre du repos, ils ont oublié toutes les règles de l'hygiène.

Qu'ils y songent donc bien, il leur faut du mouvement pour corriger leur mauvaise santé. Qu'ils s'exercent à la marche, qu'ils montent à cheval, qu'ils se récréent parfois dans des travaux manuels jusqu'à une certaine fatigue pour réveiller l'activité de leur organisme, et ils s'en trouveront bien. Mais je ne leur fais ces recommandations que dans la limite du possible ; car une fatigue trop forte, trop prolongée, loin de leur être utile, leur serait nuisible. Il leur faut du mouvement, c'est vrai ; mais avec une circonspection telle, que leurs articulations malades n'en ressentent pas de douloureuses atteintes.

C'est à quoi doivent s'arrêter ceux qui sont frappés de goutte chronique, et dont les articulations sont encroûtées de concrétions tophacées.

Travaux intellectuels. Passions. — On ne saurait trop recommander aux goutteux de craindre de se livrer à des travaux intellectuels trop soutenus qui demandent une grande contention d'esprit. Wan-Swieten parle d'un goutteux qui accélérait ses accès à sa volonté, en s'appliquant à résoudre des problêmes difficiles. Le pape Grégoire le Grand, estropié par la goutte, au point de ne pouvoir écrire ses œuvres qu'avec deux doigts de la main droite, dut toutes ses souffrances à son ardeur pour l'étude.

Autant qu'il le pourra, le goutteux ne cherchera dans l'étude et les méditations que des distractions agréables. Qu'il fuie tout ce qui pourra concentrer en lui les grandes passions, telles que l'ambition, l'envie, la jalousie.

Qu'il cherche au contraire la satisfaction de toute manière, en s'entourant des personnes qui lui sont sympathiques et d'un bon naturel. Qu'il voyage.

On ne peut douter de l'influence des passions violentes qui ne semblent se comprimer à l'intérieur, que pour éclater avec plus de force. Elles dessèchent la peau, tiennent le système nerveux dans une pénible exaltation et empêchent la bonne harmonie des fonctions digestives. Assurément, on ne peut recommander à un goutteux d'être gai, quand il a des motifs de tristesse; mais qu'il calcule le plus possible qu'il doit diriger les élans de son àme vers les passions expansives, qu'il craigne de s'abandonner à la colère comme à la douleur.

VEILLES. SOMMEIL. — L'influence des veilles prolongées est bien manifestement contraire à la santé. Elles concentrent l'activité vitale sur les organes internes, aux dépens de la régularité des fonctions de la peau qui alors se dessèche et cesse d'être un émonctoire suffisant. Que les goutteux le sachent bien. — Le sommeil, pris dans de justes proportions, a une influence des plus heureuses sur l'harmonie de l'organisme. Il répare les forces, provoque une transpiration favorable; en même temps qu'il assouplit l'enveloppe cutanée il la dispose à sécréter comme elle doit le faire, et sa circulation capillaire, plus assurée, se répartit largement. Mais il est utile de ne pas oublier que tous ces avantages qu'apportent le sommeil ne sont possibles qu'à la condition que l'on soit convenablement couvert, plûtôt trop que pas assez.

EXCÈS VÉNÉRIENS. — Les résultats fâcheux des excès vénériens, pour les goutteux, ressortent évidemment de ce que nous avons dit de la composition du sperme. Mais ce n'est pas tout ; l'ébranlement qu'en éprouve le système nerveux retentit sur les grandes fonctions de l'organisme. Les digestions languissent, cessent d'être normales, les fonctions de la peau sont enrayées en même temps que celles des reins perdent de leur énergie.

TABAC. — L'usage du tabac peut offrir des inconvénients pour les malades dont nous nous occupons. En fumée ou sous forme de chique, il favorise l'action des sécréteurs salivaires que nous savons être alcalins. Il en est de même de celui que l'on dépose sur la muqueuse olfactive.

BAINS. — Je ne m'occuperai des bains qu'au point de vue de l'hygiène des goutteux. Je n'ose les conseiller froids aux malades dont je m'occupe, à moins d'heureuses modifications dans l'état général de certains d'entre eux. Ceux de mer, en particulier, peuvent leur être très-favorables s'ils sont de courte durée et surtout si celui qui en fait usage se fait faire à leur suite des frictions étendues et prolongées sur tout le corps. Du reste, en les prenant dans la belle saison, ils ne peuvent être préjudiciables ; mais ceux de rivière, trop débilitants, ne conviennent pas aux goutteux.

A la température de 25 à 30 degrés, les bains d'eau douce, additionnés de 120 grammes de sous-carbonate de soude, doivent leur être conseillés. Un ou deux par semaine leur produiront d'excellents effets, d'autant plus appréciables., qu'en en sortant ils se mettront dans un lit bassiné, comme nous le dirons bientôt.

Les bains de sable chauds peuvent offrir de véritables avantages aux goutteux, comme stimulants de l'enveloppe cutanée.

Bains de vapeur. — Ils conviennent parfaitement à nos malades; en provoquant la transpiration, ils peuvent leur rendre de grands services. Mais je ne suis pas indifférent sur leur qualité et leur mode d'administration.

Les bains de vapeur sèche ou d'étuve ont l'inconvénient de durcir la peau le plus souvent. De plus, s'ils sont poussés trop loin, ils la jettent dans l'atonie. Je ne crois donc pas qu'il faille en user sans réflexion et surtout en trop prolonger l'action. Pris, pendant quelques instants seulement, ils déterminent une détente générale de tout l'organisme, et bien plus encore s'ils sont complétés par un massage bien exécuté.

Les bains de vapeur légèrement humide sont très-avantageux. La vapeur d'eau seule, ou rendue plus émolliente par des moyens factices, ménage puissamment l'irritabilité du derme; mais à ces bains je préfère ceux de vapeur aromatique et oléagineux que j'ai composés.

En général, je crois que les bains de vapeur, portés au point de développer une transpiration abondante, offrent l'inconvénient de laisser à leur suite la peau dans l'atonie, surtout s'ils n'ont d'autre qualité que le calorique sec. De plus, en jetant la personne qui s'y soumet dans une grande débilité, ils l'obligent à chercher la réparation de ses forces dans un régime excitant et abondant qui ne peut convenir aux goutteux.

Sous ce rapport, je crois dire quelque chose d'utile en recommandant plus particulièrement mon mode de fumigation.

HYDROTHÉRAPIE. — Appelons, pour l'hygiène de tous les jours , hydrothérapie , de simples lotions froides sur tout le corps, à l'aide de l'eau. Cette pratique est fort avantageuse, mais on ne peut s'y soumettre en toute saison aussi facilement. L'impression en est très-pénible , tout d'abord , si le temps est froid. Ceux qui voudront en faire une question d'habitude feront bien de commencer pendant l'été et de continuer ensuite. Se couchant après de pareilles lotions dans un lit bien bassiné ou en s'enveloppant dans une couverture de laine , ils ne tarderont pas à éprouver à la peau une réaction notable qui sera suivie d'une sueur salutaire.

De plus, des lotions légèrement alcalines, celles additionneés d'alcool aromatique ne doivent pas être oubliées.

MASSAGE ET FRICTIONS. — L'utilité de la libre action des fonctions cutanées, chez le goutteux, me fait attacher au massage et aux frictions sur la peau une grande importance pour eux. Cette pratique augmente l'exhalation du derme, l'assouplit et en active la circulation capillaire; en même temps que le système musculaire se trouve augmenté dans son énergie, le système nerveux en éprouve d'heureuses modifications.

Le massage qui consiste en de douces pressions alternant avec des frictions étendues , peut être opéré sur le malade debout ou couché. Dans l'un ou l'autre cas , celui-ci devra être complété par des mouvements articulaires en tous sens, autant que le malade pourra les faire sans réveiller ses douleurs. Le massage, à la suite d'un grand bain, est très-salutaire.

Les frictions peuvent être opérées avec la main nue ou garnie d'un gant de laine, à l'aide d'une brosse de crin ou de flanelle ; mais jamais de manière à irriter la peau. Desault cite un centenaire qui, trente ans avant sa mort, s'était préservé de la goutte, à laquelle il était sujet auparavant, par le seul usage des frictions sur tout le corps.

INSOLATION. — Tout le monde sait combien l'insolation réveille l'activité de tout l'organisme, et en particulier celle des fonctions cutanées. Sous ce rapport, nous ne saurions trop recommander aux goutteux l'exercice en plein soleil. Qu'ils ne craignent pas de s'y brunir la peau; et si, comme je le leur conseille, ils habitent des appartements exposés au midi, ils feront bien de se mettre le corps au soleil, en se privant de leurs vêtements, pendant quelques instants. Chez les Grecs, les vieillards avaient la coutume de se promener nus au soleil. Au-dessus de leurs maisons existaient des plates-formes qu'ils désignaient sous le nom de *solaria*, et où ils allaient s'exposer nus aux rayons solaires, s'y plongeant, pour ainsi dire, de toute part.

EXCRETA. — En général, les goutteux ont le ventre libre. La constipation, chez eux, n'est souvent qu'une heureuse exception, par les motifs que nous avons exposés. Cependant, cette constipation ne peut être toujours conservée sans réflexion, chez ceux surtout disposés aux congestions cérébrales, en n'oubliant pas qu'elle ralentit les sécrétions cutanées. L'usage des lavements peut donc leur être utile. Ceux tenant en dissolution une faible quantité de savon ordinaire leur réussiront très-bien la plupart du temps; mais ils ne devront en user que quand ils en éprouveront réellement le besoin.

TRAITEMENT CURATIF ET PROPHYLACTIQUE.

Nous avons exposé les moyens hygiéniques auxquels

les goutteux devront se soumettre pour prévenir le plus possible le retour de leurs accès et en amoindrir les effets; abordons maintenant le traitement de cette affection par une médication plus sérieuse. Celle-ci sera curative pendant les accès, prophylactique dans leur intervalle, en même temps qu'elle corrigera d'une manière non moins certaine, quand elles existeront déjà, les lésions anatomiques dont nous avons parlé.

Le traitement que je vais tracer est basé sur l'expérience de ma pratique, de mes observations de tous les jours, des conversations que j'ai eues avec un nombre considérable de goutteux qui, sans s'en douter, m'ont fourni de précieux renseignements. Je me suis livré à des recherches théoriques et pratiques pour arriver à poser la nature de la goutte, comme je l'ai fait, sans ambiguïté. Afin que l'on sache bien ce que je dois vouloir faire dans le traitement de cette affection; pour que l'on puisse rejeter ou accepter avec conviction mes moyens médicaux, lesquels ne seront dangereux pour personne, ceux-ci s'adresseront chez les goutteux aux organes paresseux pour réveiller leur vitalité, calmeront ceux doués d'une trop grande surexcitation, en même temps qu'ils remédieront aux altérations de l'organisme; car, dans la maladie qui nous occupe, nous ne connaissons pas que la douleur, son épiphénomène.

C'est dire qu'en la calmant aussi promptement que possible, nous n'exposons pas nos malades à des rechutes d'autant plus certaines que les moyens perturbateurs que l'on emploie tous les jours sont énergiques.

Je traite, dans ce moment, M. l'abbé M..., qui reconnaît bien la raison de mes principes. Il y a quelques jours, il me disait: « Vous m'avez arrêté sur la pente des purgatifs, et voilà que je reprends mes forces, mes accès s'éloignent de plus en plus, et ils sont tolérables.

Moi qui, avant votre traitement, passais des nuits entières dans des convulsions si atroces, que la religion seule me faisait un devoir de les supporter; je puis enfin croire à la convalescence de tout ce que j'ai souffert. Vous avez bien raison, les purgatifs et l'abus du colchique sont la mort des goutteux. »

Et combien de goutteux me tiennent déjà le même langage! Sydenham, l'Hippocrate anglais, cet illustre goutteux, n'avait-il pas reconnu, du reste, le danger de traiter la goutte par les purgatifs sur lui-même et sur ses nombreux malades? Il les proscrit formellement.

Pour faire comprendre les effets des anti-goutteux qui purgent, raisonnons un peu leurs résultats. J'admets que l'on accepte les raisons que j'ai données, sur la nature de la goutte. C'est-à-dire que l'accès de cette maladie est le prélude de la crise dont l'organisme a besoin, pour se débarrasser d'un excès d'acide. Si donc, on favorise celle-ci, en venant en aide aux sécréteurs acides, par des moyens spécifiques, on produira, chez le malade, un soulagement prompt. Mais est-ce à dire, pour cela, qu'il faille attaquer la muqueuse digestive par un médicament réputé anti-goutteux et purgatif en même temps? Non! bien au contraire. Peut-on agir sur cette membrane de la sorte, sans que ses sécréteurs acides et alcalins entrent tous en action? La réponse est facile. Dans ce cas, trois phénomènes pourront avoir lieu :

1° Les selles seront neutres, alors leur évacuation sera sans résultat sur le soulagement du malade. S'il en éprouve, la peau et les reins seuls, s'en seront chargés;

2° Elles seront alcalines : c'est-à-dire qu'elles diminneront la rapidité de la crise favorable. Mais celle-ci sera encore possible, par ce qui pourra avoir lieu du côté de la peau et des reins. Je n'ai pas besoin de dire que si, dans ce cas, ces deux organes ne répondaient pas à l'appel qui

leur serait fait, l'anti-goutteux purgatif pourrait avoir
des résultats fâcheux et d'une portée incalculable ;

3° Enfin elles seront acides : alors, le soulagement du
malade pourra tenir du prodige. Si les émonctoires cutanés et urinaires fonctionnent d'nne manière favorable ,
il sera soulagé d'une manière presque instantanée.

Mais dans ces trois cas, n'aurait-on excité les sécréteurs acides et alcalins qu'au même degré ; voilà ce qui
se passera par la suite. Les premiers, paresseux par nature, retomberont, le plus souvent, dans une atonie d'autant plus grande et d'autant plus profonde, qu'ils auront
été plus stimulés. Tandis que les seconds conserveront
une activité plus énergique encore que celle qui leur
est naturelle. Aussi, un nouvel accès de goutte se préparera , de nouveau , avec une rapidité qui peut se dé-
duire de ce qui précède ; et ceci est sérieux.

Je crois que tout le monde comprendra de plus l'action nuisible des purgatifs, bornant leur effet à la muqueuse intestinale. Dans le cas cependant, où, par une
exception qui ne s'observe presque jamais, ils donneraient lieu à des selles acides seulement, ou plutôt, plus
acides qu'alcalines, ils pourraient soulager ; mais que l'on
en abuse, et on en perdra bientôt tous les bénéfices. Quel
est donc le goutteux qui pourrait accepter une médication
aussi hasardée ? Quatre-vingt-dix-neuf fois sur cent peut-
être il augmentera son mal, le rendra terrible ; et il voudrait d'un pareil traitement ? Ce n'est pas possible , qu'il
ne fasse rien plutôt, il agira avec plus de sagesse.

En général, la plupart des médicaments employés
chaque jour, sous le nom d'anti-goutteux, ne sont que
des composés de teinture alcoolique de coloquinte et
de différentes préparations de colchique, auxquelles on
associe, parfois, de l'aconit ou même encore de l'opium.

La coloquinte étant un drastique des plus violents, ce

que nous avons dit de l'action des purgatifs nous dispense
d'en parler. De plus , si, comme on doit le faire, nous
retranchons de la composition de certains anti - goutteux
l'opium et l'aconit , il nous reste à examiner les effets du
colchique. Les préparations de colchique sont diurétiques , diaphorétiques , purgatives , et possèdent une
action sédative des douleurs de la goutte.

Malheureusement, pour obtenir ce dernier résultat, on
est forcé de les employer à doses dangereuses, car les
exemples d'empoisonnements , de lésions graves du
système nerveux, de morts subites , causés par celles
offertes au public comme n'étant pas dangereuses, sont
trop fréquents.

On doit penser, quand je parle de l'action du colchique
à quelque titre que ce soit sur notre économie, que je ne
m'occupe que de celui récolté à l'époque où ses vertus
sont certaines, et quand on l'emploie à l'état frais; dernière condition indispensable pour obtenir un effet
marqué , lequel, cependant, ne peut être toujours calculé
avec certitude; car il est quelquefois d'une trop grande
puissance. En dehors de ses qualités diurétiques et diaphorétiques, le colchique peut irriter à un haut degré la
muqueuse gastro -intestinale, avoir sur le système cé-
phalo-rachidien des effets fâcheux ; paralyser les mouvements du cœur et de tout l'arbre artériel, comme l'ont
remarqué Brindes, Willis et Carminatti. De leur côté,
Rocher-Balber (*Revue médic.* juillet 1825.) Richter. (T. 2,
p. 425). Scharwtza (*Pharmak, Tab.* p. 420) , ont signalé
une sorte de choléra, des sueurs froides, des évanouis-
sements....

Stoerk en étudiant les effets du colchique , sur lui-
même, remarqua, la dose en ayant été trop élevée, que
sa langue avait perdu sa sensibilité, qu'elle était devenue
raide et lourde; que, de plus, des douleurs s'étaient mon-

trées à l'estomac, de la démangeaison à la peau, une constriction énergique à la gorge, de la cuisson dans l'urètre, des désordres dans le système nerveux, accompagnés d'une faiblesse extrème qui dura pendant plusieurs jours.

Quand un médicament est capable, à dose un peu élevée, de produire de pareils résultats, on ne saurait le manier avec une trop grande prudence. C'est une arme à deux tranchants, dont il faut craindre de se servir. C'est pour cette raison que j'ai composé un élixir que j'appelle en raison de ses effets : dynamo-arthritique, anti-goutteux et anti-rhumatismal, car son action n'est pas moins remarquable dans le rhumatisme aigu et chronique que dans la goutte.

Celui-ci, à base de Bucco (Diosma Crenata), plante exotique dont les effets avantageux sont connus depuis longtemps dans les affections arthritiques, se combine dans le mélange de plusieurs substances qui donnent à son action un effet toujours certain ; de manière qu'une heure ou une heure et demie après son administration on sent le besoin de mouvoir l'articulation malade par une espèce de jouissance nerveuse assez semblable à des soubresauts partiels et involontaires. Par suite, plus ou moins de temps écoulé, un sommeil assez paisible vient donner à la peau et aux reins, et je puis dire à tout l'organisme, une action favorable à la cessation des douleurs. De plus, il jette dans le torrent circulatoire les principes dont le sang du goutteux a besoin, surtout quand il est en proie aux douleurs de sa maladie.

Qu'on use donc avec confiance de mon élixir, il est un véritable spécifique pour précipiter et calmer les crises de la goutte.

Indépendamment de mon élixir, j'emploie aussi avec beaucoup d'avantage la poudre germinative, en application topique, sur les parties douloureuses, la délayant, préalablement avec du vinaigre ordinaire. Ainsi préparée, elle atténue les douleurs d'une manière souvent très remarquable. Je ne pense pas que l'on songe à m'objecter que le vinaigre étant un acide ne devrait pas être employé. Il ne faut pas oublier que cet acide, ainsi que l'oxalique, sont les seuls qui ne coagulent pas l'albumine et la fibrine. Ils la dissolvent plutôt, et c'est dans ce but que nous l'employons dans le cas présent.

Dans l'intervalle des accès, la méthode prophylactique pourrait s'appuyer, tout entière, sur mes pilules modificatives. Celles-ci n'offrent, par elles-mêmes, aucun danger dans leur usage. Elles peuvent être prises en assez grand nombre. Je les recommande d'une manière toute spéciale, surtout aux malades atteints de goutte chronique. Un de mes clients, qui se trouve dans ce dernier cas, m'écrivait : « Depuis longtemps, vos pilules m'ont préservé de bien des atteintes aiguës de ma maladie ; l'autre jour, cependant, je n'ai pas osé ne compter que sur elles, me croyant à la veille d'une crise sérieuse. Cependant j'en ai été quitte pour la peur, mais j'avais eu recours à votre élixir. Vos pilules valent, j'oserai le dire, un traitement. »

C'est que réellement, elles ont un excellent effet sur l'organisme du goutteux, en général. Elles réveillent les fonctions de la peau modérément, soutiennent l'action des reins auxquels elles font sécréter des urines acides, jettent dans le sang les principes que réclame ce liquide, favorisent la résolution des engorgements lymphatiques des articulations et des nodosités ; en même temps, elles tonifient la muqueuse digestive. Cependant, il ne faut pas trop en dire, quoique ces pilules ne soient pas dangereuses et qu'on puisse en prendre un certain nombre sans inconvénient, il est important que les malades sachent étudier leur effet, afin de pouvoir en augmenter ou diminuer la dose avec discernement.

On comprend bien que leur effet ne peut avoir lieu que d'une manière lente et soutenue. Alors seulement, elles éloigneront les crises de plus en plus et donneront de la souplesse aux articulations, jusqu'à ce qu'enfin le malade ait la jouissance de pouvoir se servir de membres qui tendaient rapidement à lui devenir inutiles.

Quand aux malades atteints en particulier de cette goutte chronique qui ne se décèle que par des déformations articulaires froides, ils devront se soumettre résolûment à l'usage des pilules modificatives, s'ils veulent remédier, d'une manière lente et assurée, aux tendances fâcheuses de leur constitution goutteuse. Ils hâteront cet heureux résultat par un régime doux et néanmoins tonique.

Enfin je termine ma médication par la poudre fumigatoire ; laquelle peut rendre de grands service aux goutteux, en réveillant, chez eux, les émonctoires cutanés. Employée comme je le dirai, elle donne à la peau une certaine souplesse, favorise l'évaporation de la sueur et celle qu'elle provoque aura des qualités convenables. Lorsque le goutteux se trouve dans une certaine appréhension d'une imminente crise, n'importe par quelle cause occurrente, alors un grand bain, puis de suite le lit préparé avec ma poudre fumigatoire lui offriront une efficacité qui pourrait dispenser fort souvent de recourir à l'élixir.

MANIÈRE D'EMPLOYER LES REMÈDES.

ELIXIR DYNAMO - ARTHRITIQUE ANTI - GOUTTEUX. — Dès que la crise éclate, ou si le malade la pressent, il doit songer à la précipiter, le plus tôt possible ; car il n'est pas toujours facile d'en calculer la portée. Et souvent, en s'occupant de celles qui sont légères en apparence,

aussitôt leur début, on prévient les horribles souffrances que le goutteux doit connaître par expérience.
Tout entier à ses douleurs, donc, quelle qu'en soit l'intensité, il s'imposera la diète ou tout au moins il diminuera son régime d'une manière sensible, chassera de
son esprit, autant qu'il le pourra, toute préocupation,
et procédera avec calme à son traitement.

A cet effet, il fera bien, le plus souvent, de se mettre
dans son lit bassiné, comme je le dirai bientôt. Puis, il
fera appliquer sur la partie souffrante un cataplasme
composé, comme je vais l'indiquer. Il prendra ensuite
une cuillerée à café de mon élixir pur ou mieux dans
une petite tasse d'infusion chaude de bourrache, de men-
the, de tilleul, de thé léger ou tout simplement d'eau. Si
la douleur n'a pas diminué, au bout de huit heures, il
en prendra une seconde cuillérée à café dans une infusion
semblable à la première; et enfin une troisième encore,
huit heures après la seconde, s'il y a nécessité. Le maximum des doses de l'élixir doit être de trois cuillérées à
café, dans les vingt-quatre heures.

Le lendemain ou vingt-quatre heures après le début de
l'emploi de mon élixir, on devra en cesser l'usage et
prendre à sa place quatre, cinq ou six de mes pilules,
matin et soir.

A partir du troisième jour, et pendant six jours consé-
cutifs, l'élixir sera continué, chaque soir, à l'heure ordinaire du coucher, à la dose d'une cuillerée à café,
nonobstant les pilules, qu'on pourra prendre avant ses
repas.

Le plus souvent, mon élixir agit en provoquant une
crise sudorale et urinaire. Il pourrait quelquefois procurer
des selles qu'il faudra combattre par des lavements d'eau
de guimauve ou d'eau amidonnée, et par une tisane d'eau
de riz gommée, prise en petite quantité.

Tous les mois, il sera prudent de donner une poussée à la goutte, en prenant pendant deux ou trois jours une cuillérée à café de mon élixir, le matin ou le soir. Les pilules, qui n'ont rien de commun avec cette liqueur, en recevront, néanmoins, une vertu plus décisive.

A moins de vomissements incessants, l'élixir ne sera pas pris en lavement; car loin d'irriter l'estomac, il le relève au contraire.

CATAPLASME. — Le cataplasme que j'applique sur les parties atteintes de douleurs, pendant les crises de la goutte, se compose de la poudre germinative réduite en bouillie à l'aide du vinaigre ordinaire, que l'on aura fait chauffer. On doit mettre ce cataplasme tiède et à nu sur la partie souffrante, plus large que celle-ci : peu à peu il se desséchera. Pour ne pas découvrir la partie malade et l'humecter cependant, on imbibera sa substance à travers l'étoffe dont on se sera servi encore avec du vinaigre tiède, et ensuite tout simplement avec de l'eau également tiède, pure ou légèrement alcoolisée. Ce cataplasme, ainsi humecté, peut être laissé en place pendant vingt-quatre heures. Le lendemain, il devra être renouvelé et traité comme celui de la veille, et ainsi de suite, s'il y a utilité.

PILULES. — Je les ai appelées modificatives en raison de leurs propriétés, et j'ai déjà dit qu'elles peuvent être prises en assez grand nombre, sans offrir de danger. Mais trois ou quatre ou cinq le matin et autant le soir, avant, pendant ou après le repas, peuvent suffire dans la majorité des cas. Je vois même des goutteux chez lesquels des effets suffisants sont obtenus avec deux le matin à jeun et deux le soir au moment du coucher; mais il est évident que quand elles doivent corriger le vice des articulations déformées d'une manière notable par la goutte, leur nombre devra être sensiblement plus élevé que dans le cas contraire. On fera bien d'en élever et d'en diminuer la dose, et de continuer ce mode alternatif pendant un certain temps.

POUDRE FUMIGATOIRE. — Le malade peut s'en servir pour faire bassiner son lit, soit au moment d'une crise de goutte, soit à la suite d'un bain ou suivant qu'il en sentira le besoin, ou bien il l'emploiera à nu sur son corps. A cet effet, il se placera, privé de ses vêtements, sur une chaise, et se fera envelopper depuis le cou jusqu'aux extrémités inférieures avec une couverture assez large et assez longue pour qu'elle tombe sur le sol après qu'on l'aura fait passer par derrière le dos de le chaise et de manière à intercepter toute communication du corps avec l'air extérieur. Tout étant ainsi disposé, un aide placera rapidement sous la chaise un réchaud garni de feu, immédiatement après avoir projeté sur ce dernier une cuillérée de la poudre fumigatoire. Bientôt une douce vapeur stimulera l'enve-loppe cutanée du malade, et alors il pourra se jeter en-touré de la couverture sur son lit, à moins qu'il ne préfère s'habiller aussitôt, après s'être fait frictionner largement et mollement le corps; mais la chaleur du réchaud dont on se servira devra être modérée, et la sueur provoquée ne devra pas être par trop abondante et trop prolongée.

Souvent les malades se trouvent très-bien de se sou-mettre pendant quelques instants seulement aux vapeurs en question, et de s'habiller après avoir eu le soin de faire placer sous un panier à chauffer, dans lequel on a déposé leur linge de corps par avance, le réchaud encore tout fumant qui leur a servi. Bien que les vapeurs de la poudre fumigatoire ne soient pas malfaisantes, la susceptibilité de certaines personnes pour les odeurs devra les enga-ger à prendre quelques précautions, afin que l'air de leur appartement ne soit pas trop saturé par ces mêmes vapeurs.

———

Telle est la médication que j'emploie avec succès dans le traitement de la goutte. Elle convient très-bien , également, à celui des affections rhumatismales en général.

Sur les instances qui me sont faites, je me décide à l'offrir à la famille infortunée des goutteux, convaincu qu'ils me sauront gré de leur avoir procuré le moyen : au plus perclus , de suspendre les terribles effets de la maladie; au moins frappé la consolation de l'enrayer, sinon tout à fait, du moins d'une manière indéfinie, et à ceux qui en seront récemment atteints l'assurance de les en garantir entièrement. Et , pour tous ces effets, je leur demande à tous du courage, de la persévérance dans l'ensemble des moyens qui se prêtent un admirable appui et qui concourent aux plus heureux résultats.

L'uniformité d'action de notre médication et son efficacité sont basées sur le choix des substances médicinales que nous employons, sur l'époque de leur récolte et sur leur mode de préparation. Ce dernier, qui ne peut avoir lieu qu'en grand, demande, de plus, un temps assez considérable. Nous avons donc dû nous adresser à un pharmacien , pour que nous pussions nous occuper avec lui de l'exécution de nos formules et en calculer les effets. Dans ce but, nous avons choisi, et nous nous en félicitons, M. Guérin, pharmacien de première classe à La Rochelle (Charente-Inférieure), qui pourra délivrer des médicaments d'une action toujours identique et inaltérables, quelle que soit l'époque de leur préparation.

On s'adressera donc à lui, en toute sûreté, pour les divers médicaments que comporte l'ensemble de notre traitement. Chacun de ces médicaments sera accompagné d'un prospectus indiquant scrupuleusement les substances qui les composent, la manière de les employer et les résultats qu'il faut en attendre.

Il est toujours entré dans ma pensée, comme une conviction de dignité professionnelle, de ne tenir jamais secret ce qui doit n'appartenir qu'au domaine de la bienfaisance et de la loyauté.

J'honore trop mes confrères pour ne pas leur donner le droit d'observation dans la composition comme dans l'application de mes remèdes ; leur talent ne peut qu'assurer à mon travail un accueil et un développement dignes de l'application qu'ils en voudront faire. Rien ne devient plus honorable pour nous tous que de pouvoir agir avec parfaite connaissance de cause.

Pour ce qui nous concerne tout particulièrement désormais, nous engageons les personnes qui voudront se mettre en correspondance avec nous, de vouloir bien, dans l'intérêt, sinon de l'exactitude, du moins de la rapidité de nos réponses, se conformer à l'indication suivante : après être entrées dans tous les détails qu'elles auront jugés indispensables, elles devront résumer leurs questions, en les numérotant.

En gardant par devers elles ces mêmes questions, nous ferons nos réponses en regard de leur numéros d'ordre, de la manière la plus intelligible que nous le pourrons, et sans qu'il puisse y avoir de doute dans l'esprit de ceux auxquels elles s'adresseront.

Le docteur PROS.

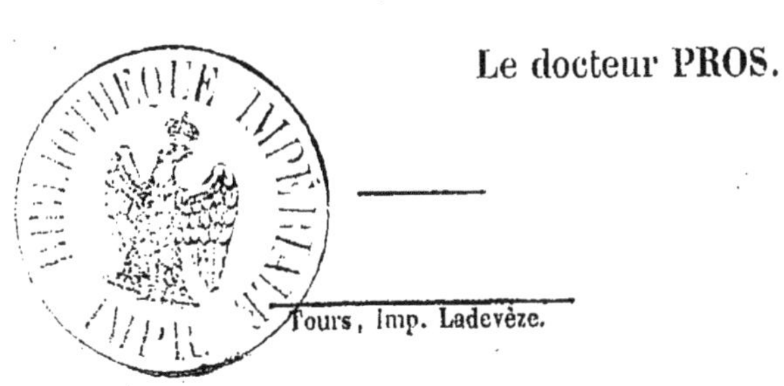

Tours, Imp. Ladevèze.